病院では教えてくれない

「ひざ痛」が消える体の使い方

来院患者を100％治したメソッドとは

高田祐希

ワニブックス
PLUS新書

はじめに

私は東京の二子玉川で「きこうカイロ施術院」を開いているカイロプラクターであり医学気功師の高田祐希と申します。

私が本書のオリジナルとなった書籍『どこに行っても治らなかったひざ痛を10日で治す私の方法』の執筆を思いたったのは、私自身がひどいひざ痛に悩み、サプリを飲んだり整形外科を転々としたりしても全然治らなかったのに、自分で試して、**「劇的に改善した方法を、ひざ痛に悩む方々にぜひお伝えしたい！」**と考えたからです。そしてこの度、新たに知り得たひざ痛を和らげる方法や情報を大幅に加筆し、手に取りやすい新書として改訂版を刊行することになりました。特に今回は、高齢者や中高年の方々に向けてのアドバイスを意識的に多く取り入れました。

私がひざ痛を発症したのは、9年ほど前。あまりのひざの痛さに、**「立ち上がる**

ってどうやってやるんだっけ……」「体を動かすにはどうすればいいんだっけ……」と、そんな単純な動作さえ、普段の生活で悩んでしまう時期がありました。

本書の序章で私がなるべくしてなった、そのひざ痛への道のりを記しています。

きっと、今現在ひざ痛に悩む方には「まるで自分のことのようだ」と思っていただけるのではないでしょうか。


本文中の表記についてご説明しておきます。

本書では、**足首から下を「足」、太ももの付け根から足首までを「脚」と表記します。**ただし、「脚」という表記で太ももの付け根から足先までをあらわす場合もあります。また、「身体」という表記は、心の状態も含めた「体」を意識していただきたいときに使用しています。

そしてもうひとつ。本文中の解説写真のモデルは、実際にひざの痛みを持つ一般の方にお願いしました。より身近に感じていただけるのではないかと思います。

第3章　ひざが痛くなくなる5つの動き方

第4章　ひざ痛を治すための考え方

※本書は２０１９年12月に小社より刊行した『どこに行っても治らなかったひざ痛を10日で治す私の方法』を改題し、一部改稿と新たな書き下ろしを加えたうえで新書化したものです。

序章

私自身が苦しんだひざ痛への道のり

半月板損傷からのロッキング

はじまりは9年ほど前、私が50歳を越えた頃でした。何気なくしゃがんだ姿勢から立ち上がろうとして、ふと両ひざをねじった瞬間に、左ひざが伸びなくなったのです。何をどうやっても伸びない。ひざの関節がはずれてしまったような、どこかに引っかかったような鈍く重い痛みです。いったい何が起きたのかわからない恐怖感に襲われて、冷や汗が全身を流れたのを覚えています。

これは**「ロッキング」**という症状です。ひざの関節の中に、衝撃を吸収するクッションのような役割をしている**「半月板《はんげつばん》」**というC型をした板状の組織があります。この半月板に体重がかかった状態で、ひざを不自然にねじったりすると、この部分を損傷（断裂）することがあるのです。多くの場合はスポーツをしているときなどに起こるのですが、日常生活の何気ない動作でも損傷することがあります。

損傷がどのような状態なのかは、一般的なレントゲン検査やCTではなく、MRI検査をしないとわかりません。私の場合は、自分でも知らない間にこの半月板が壊れていたのでしょう。安静にしていれば痛みはあまりないので、気がつかなかったのだと思います。ところが、月日が経つとともに損傷が進み、ひざをねじった瞬間に壊れた半月板の一部が関節のすき間にはさまって、突然ひざが伸ばせなくなったというわけです。

カイロプラクターという仕事柄、この症状の知識を持っていたことと、自分の脚の形と動かし方のクセを知っていたことは幸いでした。とはいえ、知識があっても、実際に自分の身に症状が起こるとやはりあせるものです。

いったん深い呼吸をし、リラックスしながらお尻を床につけたまま、まずはしっかりひざを曲げ切り、そして正しい方向を意識して伸ばすことを試してみると、ひざは伸びてくれました。痛みもなくなりました。

しかし、ロッキングはその1回で終わったわけではありませんでした。それから何度となく襲ってきたのです。日常的にそれほど痛くなることはありませんでしたが、その頃から、「このままでは、いつか動けなくなるほど痛くなる……」ということに、うすうす気づき始めていました。

それからは、意識して筋肉に負荷をかけるトレーニングをするように心がけました。軽い運動を続けるうちに、ロッキングはしなくなりました。

でも、ロッキングを起こすきっかけとなった、ひざをねじる、方向転換するといった動きをするのが怖くて、どうしても運動を控えめにしていたことに気づいたのは、あとになってからのことでした。

ひざ痛がやってくる！

そして、とうとう6年ほど前に慢性的なひざ痛がやってきました。原因はわかりません。何の前触れもなく、突然ひざ痛が始まったのです。はじめは、

●常に、少しうずうずする痛みがある。
●階段の上り下りをすると痛い。
●いすや床から立ち上がると痛い。

といった症状でした。

いすから立ち上がる、床から立ち上がるなどの動作がすべて痛くなりました。段差のある場所を下りるのが困難になってきました。なんだか、ひざがカクンカクンするのです。

そうなると電車やバスのステップや、3段ぐらいしかない階段でも緊張して下りる前から冷や汗が出ます。朝起きたときから「ひざが重だるい」と感じるようになりました。

「サプリメントはひざ痛に効くのだろうか？」と思って、あらゆるものをひと通り飲んでみましたが、結果的にいえば、たいして変わりはありませんでした。

サプリメントはプラシーボ効果も含め、約４割の人に効くというデータもありますが、大事な栄養素はやはり食品で摂るほうが効果が高いことを身をもって経験しました。


とはいえ（言い訳でしかありませんが）、忙しい毎日の中で、献立を考えて、買い物をして、料理をして……ということを続けるのはなかなか難しいものです。ただ、改めて自分の食生活を考える良い機会にはなりました。

毎日の食生活において、どの栄養素が自分に足りないのかを知ることはとても大切です。意識して不足している栄養素を摂取するようにしましたが、それだけでは痛みはとれません。

とうとうひざが腫れだす

私は週1回テニスをしています。雨が降ったり、用事が入ったりすると月1回になることもしばしばですが、もう60歳を過ぎているのに、たいして普段からトレーニングすることもせず、男性に交じっていきなりパワープレーに興じたり、ボールを追いかけてストップ&ダッシュを繰り返していると、ひざに衝撃がかかります。

プレーしている最中は、アドレナリンも分泌し、テストステロン（男性ホルモンといわれていますが女性にもあります。226ページ参照）も全開になっています。だから「痛い」ということすら忘れてしまえるのですが、運動前後の栄養補給もいい加減にしていた私のひざは見事に悪化していきました。加齢も進んでいるのに、それを甘く見ていたツケが回ってきたわけです。痛みだけだったひざがとうとう腫れだしてしまいました。

整形外科に行く

そして「この機会に病院（整形外科）に行ってみよう！」と思い立ちました

どうやって治してくれるのだろうとワクワクしながら待合室で長時間待ちました。レントゲンを撮って先生と話します。

先生「変形性ひざ関節症ですね」（年齢を見るとそうなるか）

先生「体重を落としてくださいね」（太ってはいないのだけど）

先生「貼り薬と飲み薬で様子を見ましょう」（やっぱりね）

先生「こんな運動もしてみてください」（パンフレットを渡される）

私「以前ロッキングとかいう、ひざが伸ばせない症状になったことがあるのですが、今は治っています。どうしてですか？」

先生「わかりません。はさまっていた破片がどこかへ行ったのでしょうね」

診察はほんの数分で終わりました。なんとなく突き放されたような気分になりましたが、レントゲン写真をスマホで撮影させてもらって、少し満足して帰りました。昨今処方される湿布薬は優秀です。飲み薬も飲んで、ちょうどその頃テニスもお休み続きだったので、おとなしくしていたら腫れは引きました。でも、「これでは根本的な解決にはならないのではないか」という思いが頭をよぎりました。

再度ひざが腫れて今度は水が溜まりだす

小さい頃から「やせたい」という思いに駆られていた私は、「運動する＝やせる」と単純に考えてしまうところがありました。テニスのときも、食べ物がお腹に入ったまま動くと気持ちが悪くなるという理由で、空腹状態で動きまわります。「あわよくばやせてやろう！」という気持ちから、運動後も栄養補給をしないままなので、疲れた筋肉に栄養が行かないのは当然です。ちなみにそんな無茶なことをしてもやせることはできません。それができるのは、よくて30代くらいまでです。

やはりまたひざが腫れてしまいました。当然だと思います。腫れているのに押すとブヨブヨ感があります。そしてとうとう次のような症状が出てきました。

●ひざが曲げられない
●正座ができない
●立っているときもひざがガクガクして力が入らない
●ひざに熱感がある
●歩いているとひざが棒のように感じる
●ひざが重だるい
●寝ているときも痛い
●寝返りで目が覚めてしまう
●じっとしていてもうずく

別の整形外科に行ってみました。前回の病院で交わされた会話と同じです。水が溜まっていましたが、とりあえず貼り薬と飲み薬で様子を見て、腫れが引かないようなら水を抜くなり、ヒアルロン酸を打つなりしてみましょうということでした。

仕事柄、痛いからといって、動かさなくなるほうが悪化することは知っています。ですから痛くても動かすように心がけました。すると、痛みは少し残っているけれど、腫れは引いていったのです。

●パンパンに張って曲がらないひざもなるべく曲げるようにする。

●できない正座もできるまで繰り返す。

これらは権威ある西洋医学の先生方も推奨していることです。動かさなくなると血行が悪くなるので治りが遅くなります。適度に動かすことによって、溜まっていた水もなくなっていきました。

再々度、ひざが腫れて水が溜まったので抜いてみる

ひざが痛くなっても、水が溜まっても、知らんぷりしてテニスには行ってしまうので、いくらひざをかばって運動をしていても、いつの間にか患部に負担をかけています（治療家は自分の体で実験したくなるのです）。運動前、運動後の栄養補給の必要性についても認識はしていたものの、この頃はまだ自分自身にこれほど大きく影響があるものとは思っていませんでした。すると案の定、また腫れて、水が溜まります。

「ひざの水を抜くってどんな感じなんだろう？」

それを経験してみたくて再び整形外科へ。腫れて水が溜まってパンパンに張っているけれど、押すとブヨブヨしているひざです。注射針で水を抜く瞬間、患部がギューッと絞られるような重だるい感じがするのですが、水を抜き取った途端にひざが軽くなりました。なんて楽になるのでしょう。でもこれでは根本的な解決にはな

らないのです。

ひざの痛みがなくなったわけではありません。痛くなる場所もひざのお皿（膝蓋骨《しつがいこつ》）の上だったり、下だったり、内側だったり外側だったり、ひざ裏だったりとあらゆるパターンを経験しました。

動かしているときだけ痛い場合もありました。常時痛いというときもありました。炎のようなチクチク感もありました。うずうずする痛さもありました。ズッシーンと重だるい痛みもありました。

そして、どうして私のひざが痛くなったのかを考えていくうちに、単に加齢だけの問題ではないことに気づいたのです。

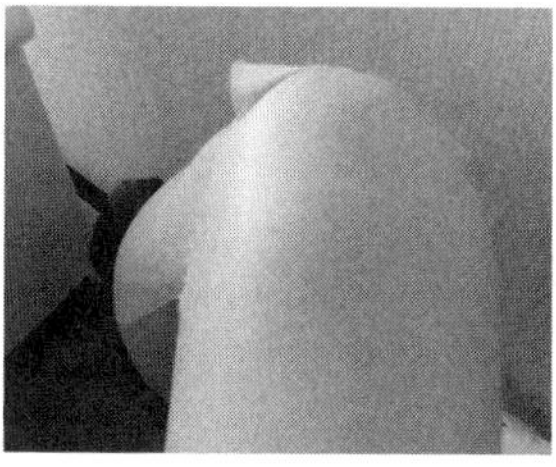

9日後。腫れは少し引いている。

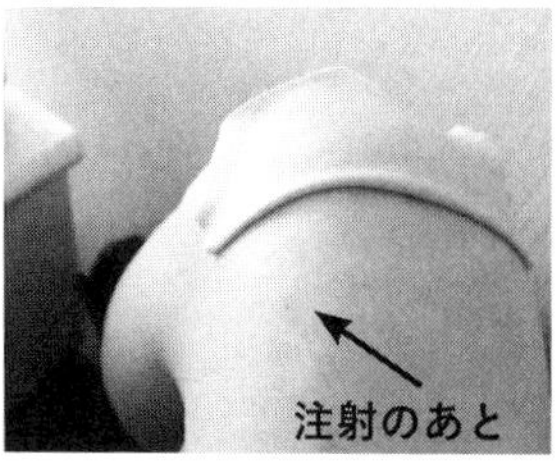

水を抜いて2日後。腫れている。

再々々度、ひざが腫れて水も溜まったけれど自分で治す

チャンスがやってきました。自身の力で治すチャンスです。

もともと私の脚の形はまっすぐではありません。昔よりは改善したのですが、O脚です。気をつけていないとすぐにひざが開いてきます。骨盤の向きは後傾で、背骨の弯曲《わんきょく》はほとんどありません。外反母趾《ぼし》にも、開帳足《かいちょうそく》（前足部の指の付け根あたりにある横アーチが崩れ、足の幅が広くなってしまっている状態。146ページ参照）にも、モートン病（足の中指、薬指の付け根が痛む病気）にもなっています。

体の形状には、重心のかけ方や動き方の特徴があらわれるので、どこの筋肉をよく使い、どこの筋肉を使ってないかがわかります。私の弱い筋肉を鍛えれば、痛みや腫れを取ることができるのではないかと考えました。

そしてちゃんとやってみたら……治せたのです！　ひざの水もなくなりました。長い間悩み続けた痛みや腫れがなくなったのです。

テニスでガンガン走り回っても、翌朝もそのあともずっと大丈夫です。ヒールの高い靴をちょっと無理して履き続けたりして、「少し痛むかな～」と感じても、適切な運動をすることによってすぐに回復するようになりました。

そして何よりも**「ひざが痛くならない体の動かし方の基本」**に気がついたのです。

そのことがわかってから、どんな状況でも対処できるようになり、安心して動けるようになりました。電車やバス、外出での動作が苦ではなくなったのです。座ったり立ったりする動作が多い家事にも少しやる気が出ました。実は大好きなガーデニングがひざに一番負担がかかり（しゃがんでひざをねじる動きが多い）、きつかったのですが気軽にできるようになりました。

そしてひざが悪くなった経験から、なぜ年配の方々が電車やバスなど込み合ったところで、よくぶつかってくるのかもわかりました。

高齢者は筋力が衰えて体を支えきれないから、電車やバスの揺れに弱いということは容易に想像がつきますよね。

　実は不安定な車内や人込みの中で、他の人にぶつからないためには、瞬時に「ひざの回旋」とともに「腰を回す」動きができることが必要なのです。そのために大切な筋肉は、骨盤と太ももの骨をつないでいる、お尻や太ももの内側にあります。

　ひざの回旋に必要なのは**「薄筋《はっきん》」**、腰を回すのに必要なのは**「大内転筋《だいないてんきん》」**です。これらの筋肉が加齢により衰えていくため、高齢者は揺れに弱いのです。

　二足歩行を続けるために必要な筋肉がどの部分なのか、それらを知るためにはま

股関節を内転させる筋肉

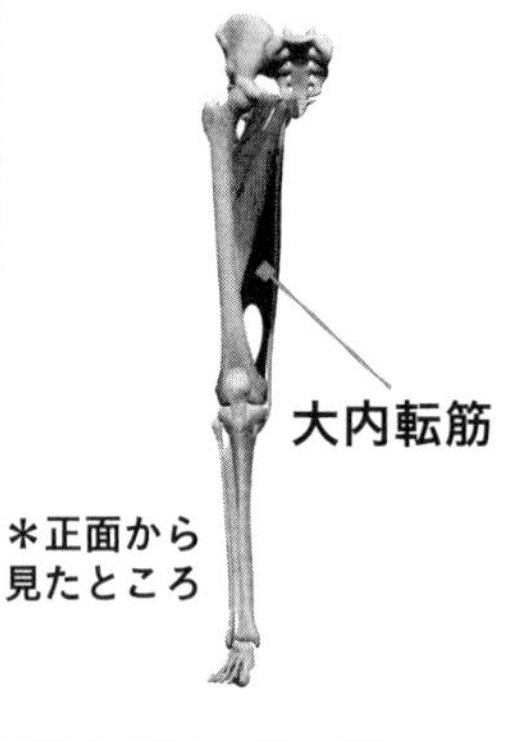

ひざ関節を内旋・屈曲させる筋肉

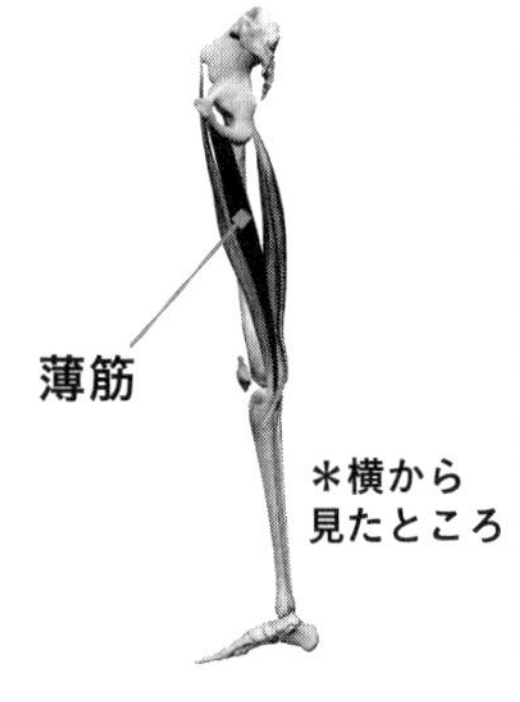

ず、「ひざが痛くならない体の動かし方の基本」を知ることが必要です。

整形外科の治療は症状の重い患者さんたちにとっては、素晴らしい効果がありま す。しかし、手術するほどでもなく、そこまで悪くならないうちになんとか改善し たいと思っている人に対して、さほど手厚い治療は行なわれません。

先生A「こうやってね、年齢とともに悪くなっていくんですよ」
先生B「まあ、しばらく様子を見ましょう。悪くなったらまた来てください」

お医者さんにこういうふうにいわれた方も多いのではないでしょうか。悪くなる のを待つというわけではないにしても、病院のビジネスとしては当然です。

西洋医も東洋医も口を揃えていうのは、私たち患者側の努力が必要だということ なのです。悪くなる前に治したい我々は、体を鍛えるしかないのです。

それならば、的を射たことをやりましょう。病院でもらうパンフレットには載っていないけれど、とても大切な筋肉の動きについて、本書でご説明したいと思っています。

「整形外科は治すところではありません。レントゲンを撮るところです」

これは、ある薬剤師さんのウィットに富んだ言葉です。

ひざに痛みがあらわれる病気はたくさんあります。変形性ひざ関節症と間違われやすい病気も多数あるので、安心、安全のために自己判断はせず、まずは整形外科でレントゲンやMRI検査をしてもらい、現在のひざの状態を確認しましょう。そして確認したら、「これ以上ひざの関節のすき間のバランスが崩れないようにしよう」と誓うのです。

「ひざ痛を治す」ことは、「まっすぐできれいな脚にする」ことと同じ意味だということを忘れないでください。

「一病息災」ということわざがあります。何かひとつくらい体に問題を抱えている人のほうが健康に気を使うので、かえって長生きするという意味です。

ひざが痛くなったことで、脚が美しくなれるのなら、長い人生、それもアリなんじゃないかと私は思います。

なお、私は治療家で医師ではないので、本書でご紹介する内容は医療行為ではありません。決して無理をしないように、ご自身に合った強度やペースで試してみてください。

第1章

現在のあなたのひざ痛の状態は？

最初にあなたのひざ痛レベルを診断します

まず、ひざ痛のレベルチェックをしましょう。左に行くほど重い症状です。

- □少しうずうずする痛みがある
- □動き始めに痛みがある
- □こわばりやひっかかったような感覚がある
- □いすや床から立ち上がる際に痛みがある
- □階段の上り下りの際に痛みがある
- □ひざに熱感がある
- □ひざの周辺にチリチリ、ズキッ、ピリピリとした痛みがある
- □ひざが腫れる

□ひざが曲げにくい
□正座ができない
□階段などでひざがガクガクするときがある
□歩いていると脚が棒のように感じる
□ひざが重だるい
□ひざの曲げ伸ばしで変な音がする
□ひざに水が溜まる
□安静にしているときも痛い、うずく
□寝返りで目が覚める
□O脚やX脚がひどくなった

あなたのひざは今どのような状態でしょうか。チェックがリストの右のほうだけに入っていた人も、放っておくとどんどん悪化して、左のほうにまでチェックが入るようになるのは間違いありません。なぜなら筋肉が変化していくからです。

リストの右のほうが比較的軽い症状といっても感じ方は人によって異なります。急に真ん中あたりの症状から始まるケースもあります。ひとつでも気がついたら、ひざ痛対策を始めるチャンスです。

筋肉は変化していく

筋肉は使用されたときにのみ発達し、その筋力を維持できます。だから使っていないと、当然ながら筋肉は弱っていきます。筋肉に張り巡らされている神経回路も減っていき、命令が伝わらなくなっていくのです。

実際にやってみましょう。足の指を拡げてみてください。

足の小指を意識して拡げられますか？　これができない人が結構多いのです。

また、足の親指を拡げるのは外反母趾の人には難しいことです。右足はできるのに左足ができないなど、明らかに右と左で差がある場合もあります。これらは神経回路がつながっていない証明です。そのまま放置しておくと、その指を動かす筋肉が弱っていくことになるのは、容易にわかりますよね。

しかし、悲観する必要はありません。動かそうと何度も何度もトライすることで神経回路が復活して、だいたい数日で動かせるようになります。動かせない筋肉があるのに気づかないことが問題なのです。

そもそも筋肉は伸びたり縮んだりするものです。力こぶができている下の絵では、腕の上側の盛り上がっている筋肉（上腕二頭筋）が縮んでいます。そして下側の筋肉（上腕三頭筋）は伸びています。

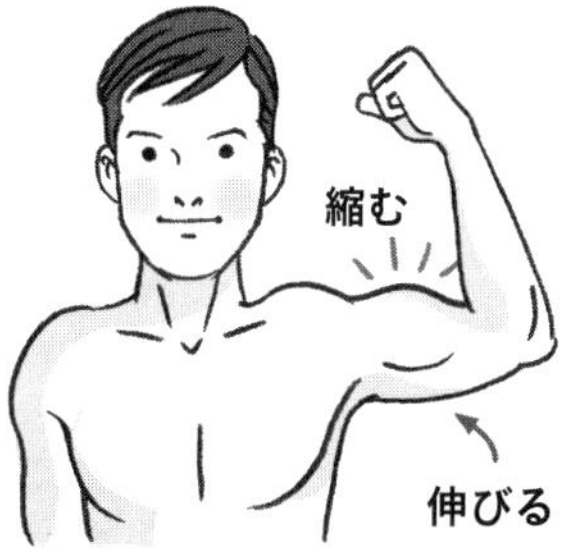

力こぶを作ると腕の上側の筋肉（上腕二頭筋）が縮み、下側の筋肉（上腕三頭筋）は伸びる。

腹筋運動をすると、お腹側の筋肉（腹筋）が縮んでいて、背中側の筋肉（背筋）が伸びているということになります。

このように筋肉の伸び縮みという拮抗《きっこう》する相互作用で「動き」が生まれます。ちょうど良いバランスでそれぞれの筋肉が働いてくれればいいのですが、体型の遺伝、姿勢や動きのクセのせいで使われない筋肉が弱化する（＝弱くなる）と、反対側の筋肉も力を出し切れなくなってしまうのです。

筋肉の変化はまだあります。筋肉が固まってしまう（拘縮《こうしゅく》する）状態になれば、縮

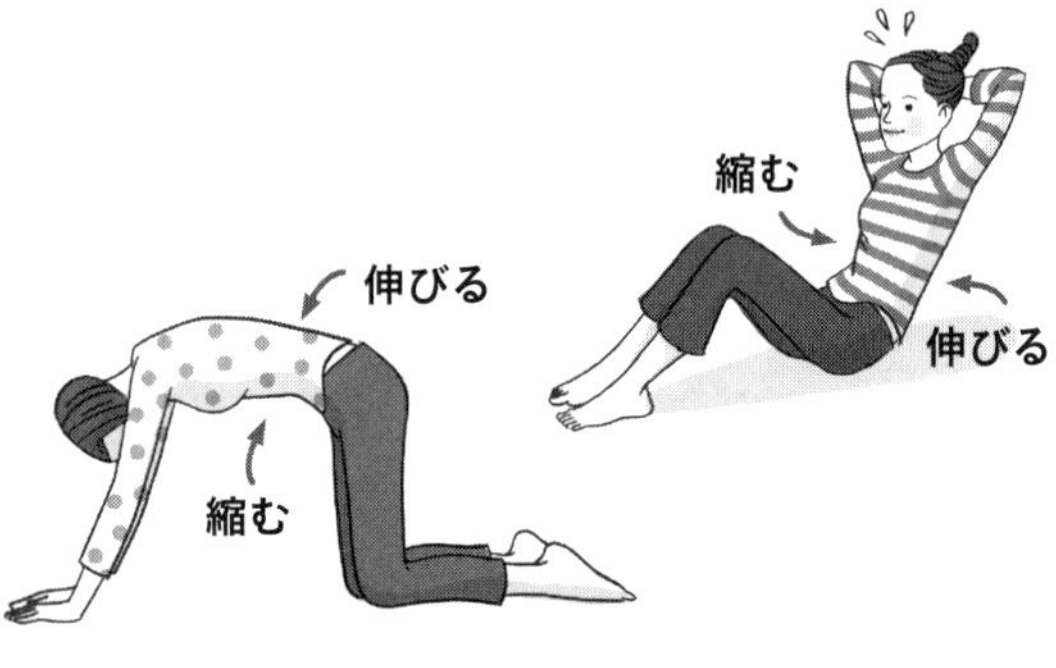

腹筋運動では腹筋は縮み、背筋が伸びる。右上のいわゆる腹筋運動は腰・首を痛める危険性があるので、左下のような姿勢を推奨。

みもしないし伸びもしない。すると反対側の筋肉はどうすることもできないので弱化していきます。それが体のゆがみにつながり、ケガや痛みの原因となるのです。

ひざ過伸展（反張膝《はんちょうしつ》）という言葉を聞いたことがあるでしょうか。ひざの関節の形状が普通ではなく、反りすぎてしまっている状態です。過伸展はひじでも起きます。

どちらも、この状態特有の体の動かし方になってしまうため、筋肉の使われ方がアンバランスになります。長年こうした動きをしていると、使われないため弱化した筋肉や拘縮した筋肉ができてしまうのです。

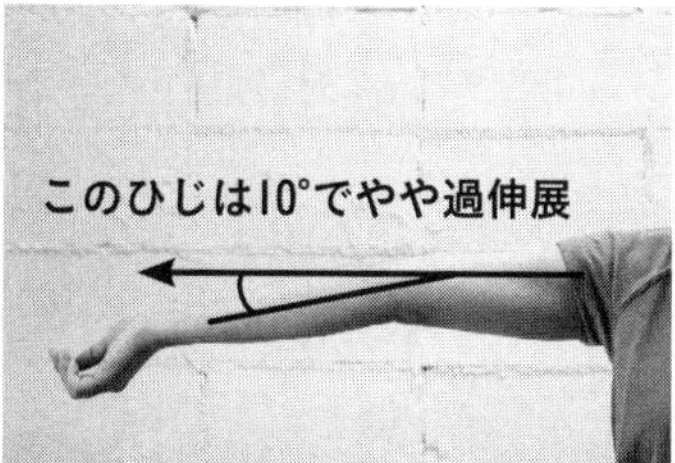

ひじの過伸展。二の腕からひじの先の角度が０°から５°までが正常とされている。

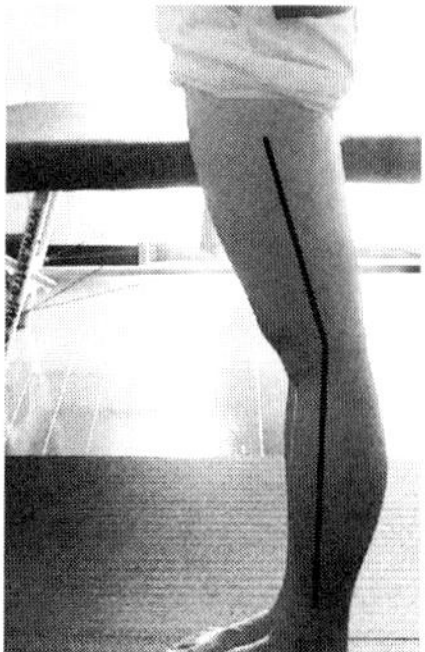
ひざ過伸展（反張膝）の脚。ひざが反りすぎている。

筋肉の萎縮や短縮（筋線維が収縮したまま元に戻らなくなる）が起きると運動がスムーズに行なえないどころか、骨の位置が変わってしまい、神経にも障害が出てきます。姿勢にも血行にも神経にも影響が出てくるというわけです。

全国で推定1000万人の方が悩むといわれる**「変形性ひざ関節症」**という病気があります。自覚症状がない（レントゲン画像上の変化のみ）人数を含めると、この病気の罹患者は3000万人にものぼるとされています。これはひざの関節の軟骨の質が低下し、すり減って、歩行時に困難が生じる病気ですが、この病気を発症する以前に、ひざ過伸展などが起きている可能性も考えられます。

それでは次に、あなたが変形性ひざ関節症になりやすい人かどうかのチェックをしてみましょう。

変形性ひざ関節症になりやすい人かどうかのチェック

□家族に変形性ひざ関節症の人がいる
□肥満体型である
□スポーツでひざを損傷したことがある
□運動不足である
□女性である
□動きの中でひざが内側に入るクセがある
□O脚、X脚、XO脚のいずれかである
□扁平足である（足裏のアーチがなくなっている）
□お尻を左右に振って歩く
□ひざが過伸展している
□ガニ股である
□靴の底の外側がすり減っている
□40歳以降にひざの間にすき間ができてきた

いくつ当てはまったでしょうか？　体の形や動かし方にはその人の筋肉の使い方の特徴があらわれます。今現在ひざが痛くなくても、当てはまるものがひとつでもあれば、将来ひざ痛が起こる可能性はあるというわけです。

ではそれぞれの理由を考えてみましょう。

●家族に変形性ひざ関節症の人がいる

街を歩いていると、すれ違った親子の歩き方や脚の形があまりにそっくりで驚くことがあります。体型・体形、体質には遺伝もありますが、一緒に暮らしていると生活習慣や動作が似てくるため、体にあらわれる症状も同じであることが多くなります。親族にひざ痛の方がいる場合は要注意です。

●肥満体型である

肥満気味の人は骨が強いといわれています。骨は負荷をかけると強くなるので、自分の体重が負荷となり骨が強くなるというわけです。しかし、ひざはあらゆる動作や姿勢を作るうえで要《かなめ》となる場所です。肥満気味の人はその重さのぶん、ひざにかかる圧力が強くなるので痛みが出やすくなります。体重を落とすだけでもひざへの負荷が減るので、病院では体重指導が行なわれるのです。

●スポーツでひざを損傷したことがある

「蹴る」「走る」「ジャンプする」などの動作でひざは酷使されます。そのためサッカー、バレーボール、バスケットボール、陸上競技などあらゆるスポーツ選手の多くがひざの損傷で悩んでいます。ひざには「ひねる」という動きもあり、その動きが必要なゴルフやテニス、バドミントンの選手もひざ痛で悩んでいます。また、相手選手とぶつかることによる損傷で柔道、レスリング、ラグビーの選手などにもひざ痛は起こり、無理なひざの使い方は選手生命を脅かします。

過去にスポーツで半月板や靭帯を損傷した人や、事故やケガでひざを痛めたことがあると、行動に制限がかかって筋肉が弱り、あとになって痛みが出てくる場合もあります。半月板の損傷などは強い衝撃が加わらなくても、加齢によって自然に起こるものです。齢《とし》をとってからひざの痛みが出る人と出ない人に分かれるのは、脚の筋肉が衰えているか、衰えていないかの違いだけなのです。だから肥満気味であっても足や脚の筋肉が十分にあれば問題はありません。

●運動不足である

筋肉には糖を蓄える働きがあるので、「男女を問わず、やせた人は糖尿病の発症リスクが高くなる」という研究結果が近年出てきたことには納得です。年齢とともに糖を蓄えてくれる筋肉が減ったり、筋肉が糖を取り込みにくくなったりして血中の糖が増えてしまうためで、適度な運動やバランスの良い食事で筋肉の量と質を高める必要があるのです。

ミトコンドリアという言葉を聞いたことがあると思います。私たちの体を作っている細胞の中にある小器官のひとつで、人間の体の全細胞にとって重要なエネルギー源を作りだしています。ところがこのミトコンドリアは40代前半から減少し、機能も衰えていきます。「加齢により代謝が低下する」とよくいわれますが、「ミトコンドリアの減少が関係している」といったほうがよさそうです。

ミトコンドリアを増やすにはやはり運動、そして背筋を伸ばした姿勢、腹八分目の食事が大切です。ということは、美容にとっても運動不足は大敵なのです。

●女性である

女性は男性に比べ筋力も弱く、閉経前後の更年期には、女性ホルモン（エストロゲン）の分泌が急激に減少します。加齢やエストロゲンの減少に伴って、関節を支えている軟骨や筋肉が衰え、関節内の水分も減少します。さらに血液の循環も悪くなり、関節痛が起きます。最初は関節が鳴るというところから始まり、肩、手指、ひざなどが痛みだし、こわばり、腫れ、不快な感覚に襲われたりします。女性は男性の2～3倍、ひざ痛を発症しているという結果にも注目して、適度な運動を取り入れて血行を促進していくことが重要です。

●動きの中でひざが内側に入るクセがある

自然な立位ではひざの位置が正常（正面を向いている）であっても、歩行時、走行時、ジャンプの着地時などの動作のときにひざが内側に入る人がいます。写真を撮られるときに内股になる人も多いようです。これらの動作はひざ関節への負担が大きくなり、スポーツ障害に結びつく場合もあります。

動いているときの自分のひざの様子は、なかなかわからないものですが、非常に大事なことで、これはO脚、X脚、XO脚の人たちの脚の動かし方にも密接な関わりがあります。

●O脚、X脚、XO脚のいずれかである

O脚、X脚の矯正のご相談をよく受けますが、私の一番の着眼点は大腿骨です。

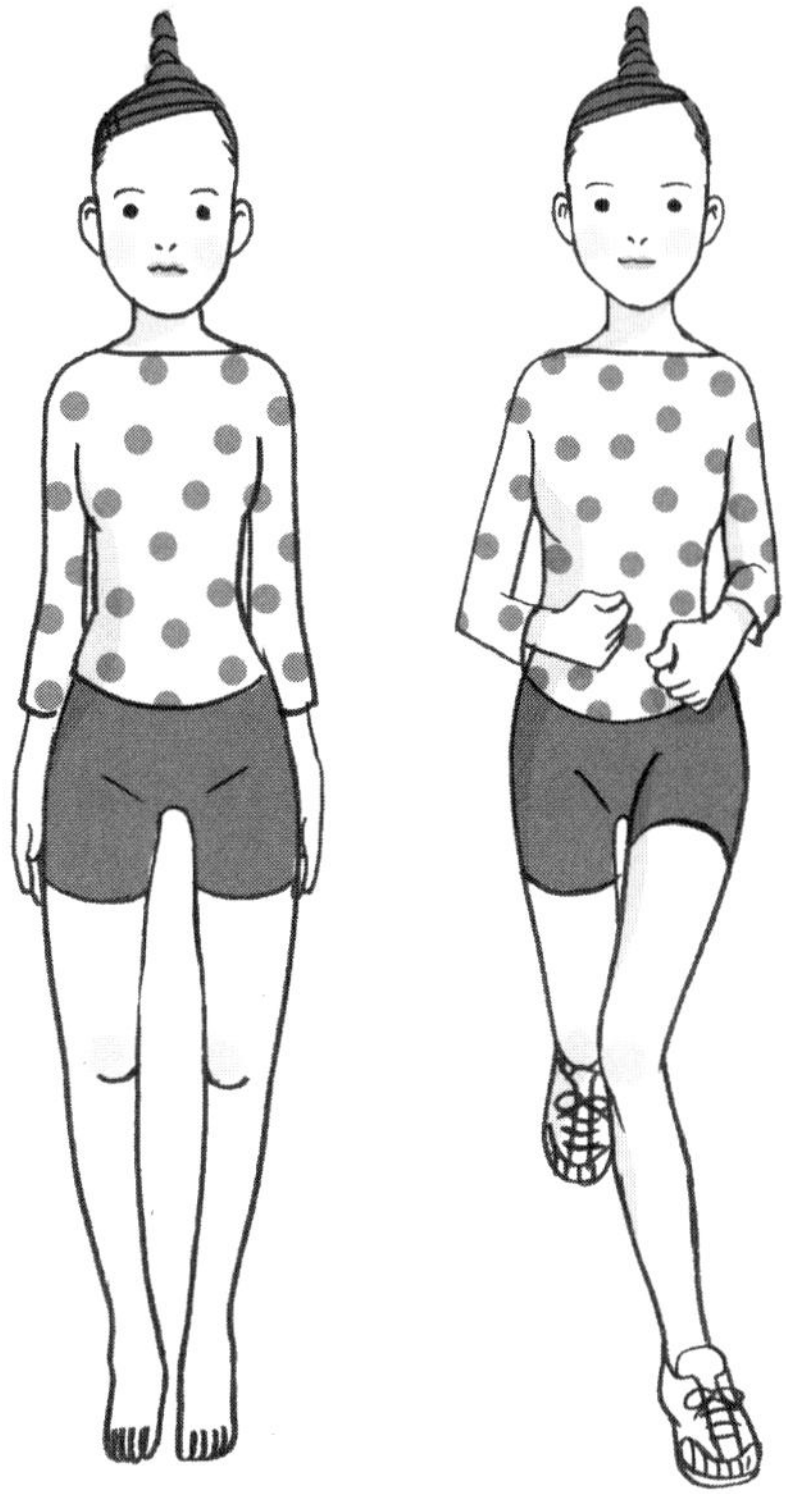

動きの中でひざが内側に入るクセがあると、ひざに負担がかかりやすくなる。

大腿骨という太ももの骨がどういう向きで股関節に入っているかということに注目しています。

大腿骨が内側に向いているのか（**内旋**）、外側に向いているのか（**外旋**）、この違いによって、脚の形は異なってきます。

◎O脚は大腿骨が内側を向き、ひざが内側を向き、両ひざの間にすき間ができる

◎X脚は大腿骨が外側を向き、ひざが外側を向き、両ひざはくっつくけれど、両足の内くるぶしの間にすき間ができる（リラックスしていると、両かかとが離れている）

というのが一般的な定義となります。そしてO脚の足は**扁平足**に、X脚の足は**ハイアーチ**（足の甲が高く、足裏の土踏まずが高い状態）になる傾向にあるのですが、この両方にある共通の特徴は**ひざが過伸展している**ということです。

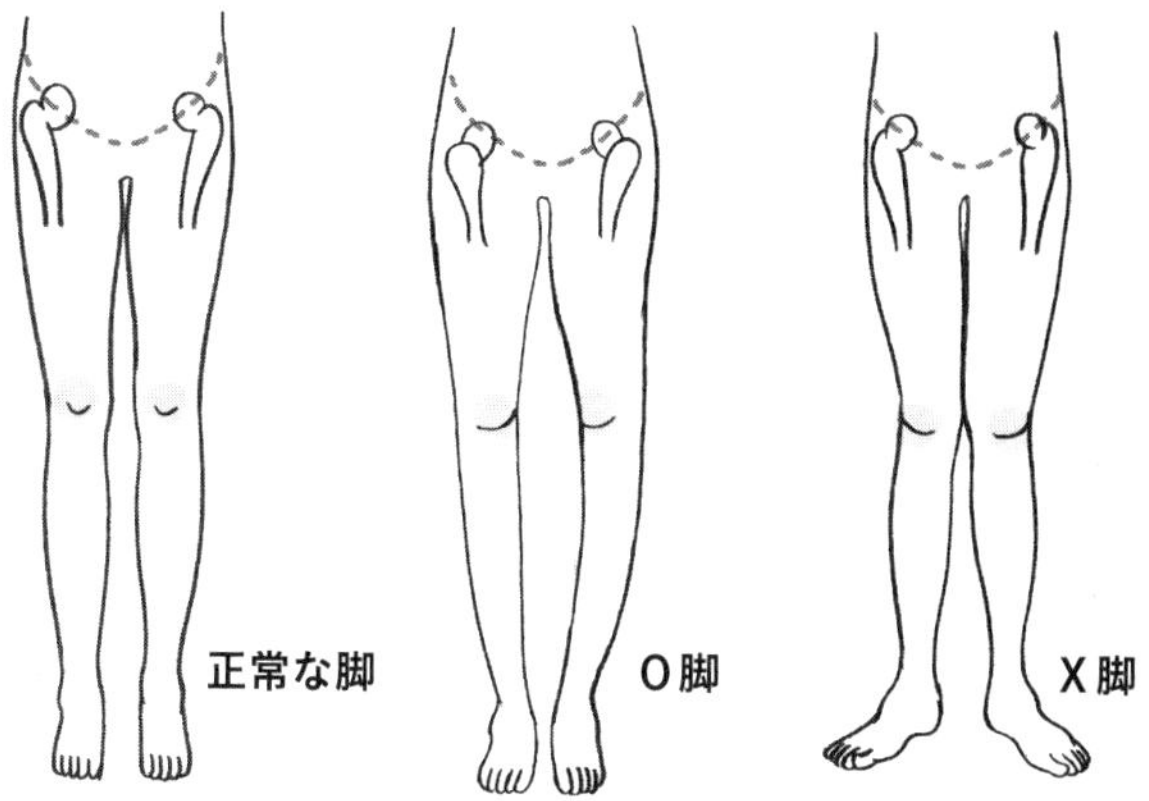

①大腿骨の向きはどうか？　②ひざはくっつくか？
③土踏まずがあるか？　これらが見分ける際のポイント。

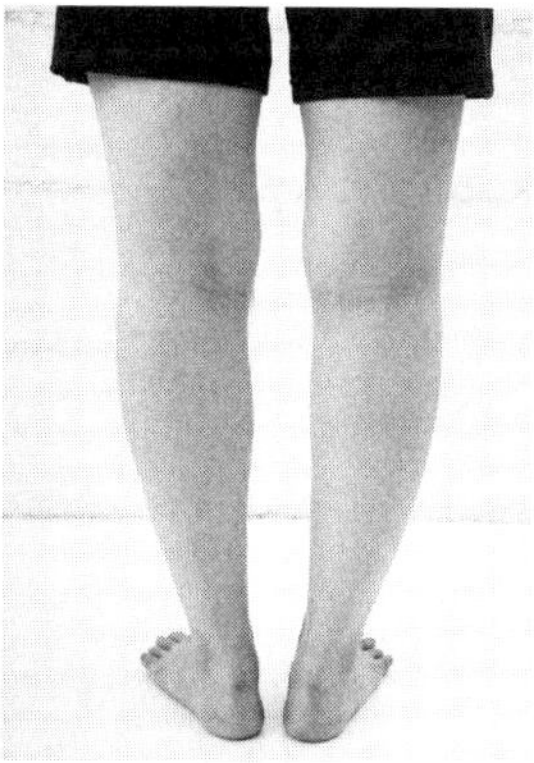

O脚は大腿骨が内旋し、両ひざが内側を向き離れる。土踏まずがない扁平足が多い。

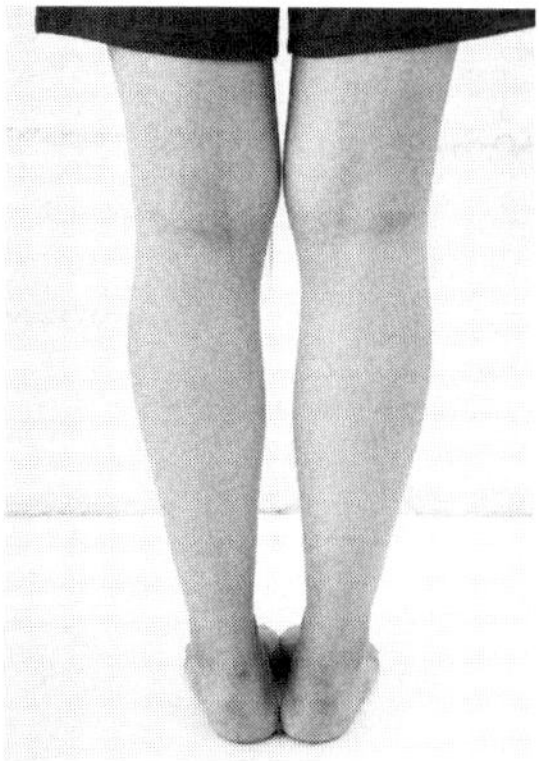

X脚は大腿骨が外旋し、両ひざは外側を向きくっつき、両くるぶしの間にすき間ができる。土踏まずはハイアーチ。

ＸＯ脚とは？

ＸＯ脚の定義ははっきりしていないのですが、軽いＸ脚であるという定義でいえば、股関節は内側に向き（内旋）、ひざはくっつきます。そして両足は扁平足気味ですが、足部は**「そとわ」**（つま先が外に開く）になっている場合があります。逆に、**「うちわ」**（つま先が内に向く）になっている人も最近特に多いようです。

このようにまぜこぜの状態なのですが、年齢に関係なくこのタイプに多く見られるのは、骨盤の外側にある筋肉が短縮していることです。Ｏ脚のようにひざが内側を向いているけれど両ひざはくっついているのがこのＸＯ脚（Ｏ脚はひざがくっつかない）。そして両かかとはくっつくけれど、ふくらはぎは離れているという状態です。

歩行時や動作時にひざがくっついていても、リラックスしているとＸ脚姿勢（ひざが外を向く）になるという場合も多く、筋肉が伸びすぎていたり、硬すぎたりといった問題もあるので、慎重に動きを見る必要があります。

●扁平足である（足裏のアーチがなくなっている）

足裏の土踏まずが落ちてしまう扁平足状態（**「回内《かいない》」**といいます）はＯ脚に多く、その逆のハイアーチ（**「回外《かいがい》」**といいます）はＸ脚に多いといわれます。しかし、足裏の筋肉が弱化してくると、Ｘ脚の人も土踏まずが落ちてくる傾向が多く見られます。

もうひとつ、男性より女性のほうに扁平足状態が多い理由があります。それは骨盤の形です。

骨盤の幅が男性に比べて女性のほうが広いので、股関節から足部への角度が大きく、力が外側から内側に入り込むような動きになりやすく、着地時に足裏内側（親指側）に負担がかかって回内しやすいということも考えられます。男性と比較して女性のほうが筋力が弱いことも、足裏のアーチを支えられない理由のひとつです。

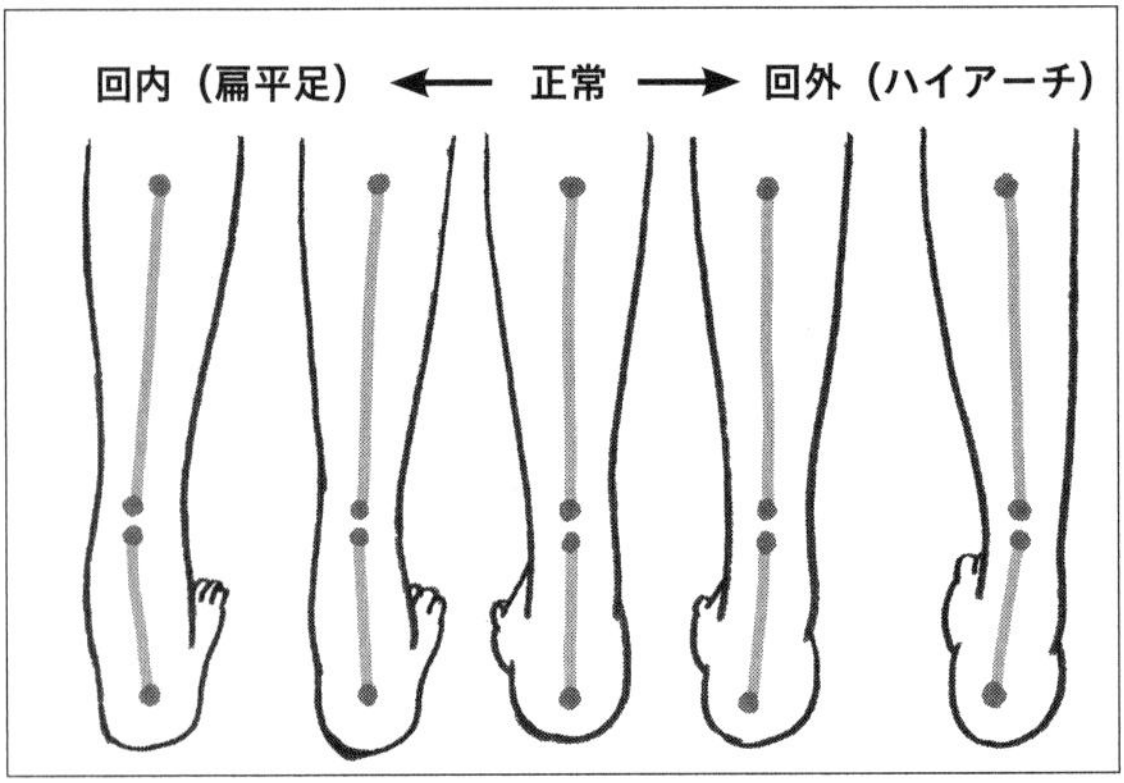

すべて右足。中央が正常で、左に行くほど土踏まずのない扁平足、右に行くほど土踏まずが高く上がるハイアーチ。

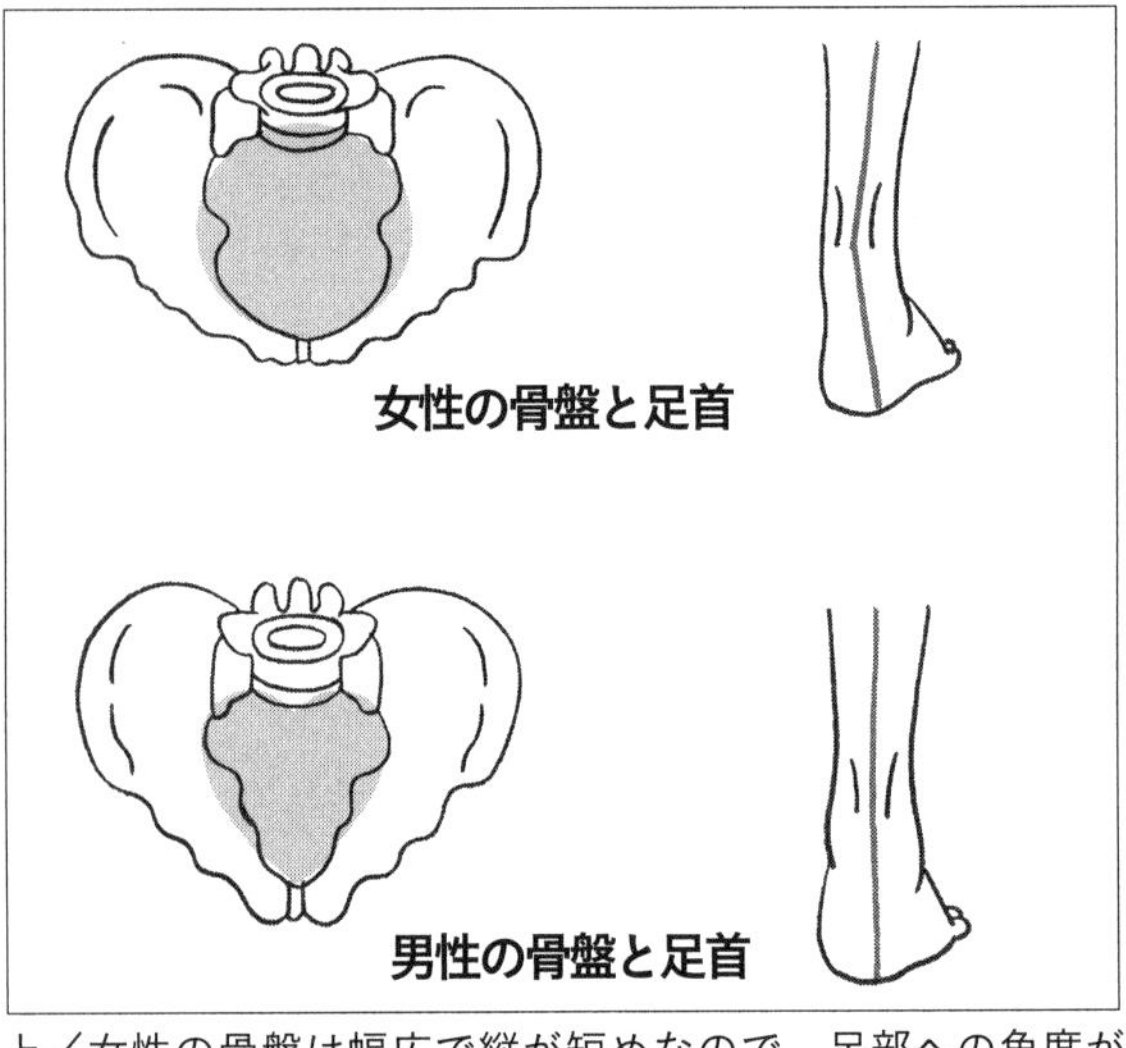

上／女性の骨盤は幅広で縦が短めなので、足部への角度が強くなる。下／男性の骨盤は幅が狭く、縦が長め。

●お尻を左右に振って歩く

軽いX脚の場合、骨盤の外側にある大腿筋膜張筋《だいたいきんまくちょうきん》という筋肉が緊張している場合が多く、大腿骨が内側を向き、ひざ下にある脛骨《けいこつ》という骨が外側にねじれ、足が「そとわ」（つま先が外に開く）になっている場合、足は扁平足になっている人が多いです。XO脚かもと思われる方は注意深くご自身の足・脚を観察してみてください。さらにこの大腿筋膜張筋が働いていない人は歩行時にひざが揺れます。

少し歩幅を広くして歩いてもらうと、お尻を振るように歩きだすのでこの筋肉の弱化が確認できるのです。

●ひざが過伸展している

O脚もX脚も程度の差はあれ、ひざ関節が過伸展しています。このように大腿骨、足、ひざ過伸展の特徴が重なっていくと、骨盤の傾きや、腰椎《ようつい》の反《そ》りぐあい、猫背にも影響していくことがわかります（お尻を下げて鼠径部《そけい》を突きだしたり、お腹が反っていたりすると、それをプラスマイナスゼロにしようとして、首や背中が丸くなります）。

変形性ひざ関節症が起こる確率が高いのはO脚です。なぜならこの症状は両ひざが内側を向く変形が多いからです。O脚の場合、ひざ関節の内側に圧力がかかるため、その部位の軟骨や半月板を痛めやすく、逆に外側は伸ばされて腸脛靭帯炎《ちょうけいじんたいえん》を発症しやすいのです。

X脚は骨盤が前傾し、腰椎の前弯《ぜんわん》が強いタイプに多く、股関節が伸展しにくい人が多いです。鵞足炎《がそくえん》といった症状でひざまわりが痛くなる可能性が大きいのですが、どちらかというと変形性股関節症に気をつける必要があると思います。

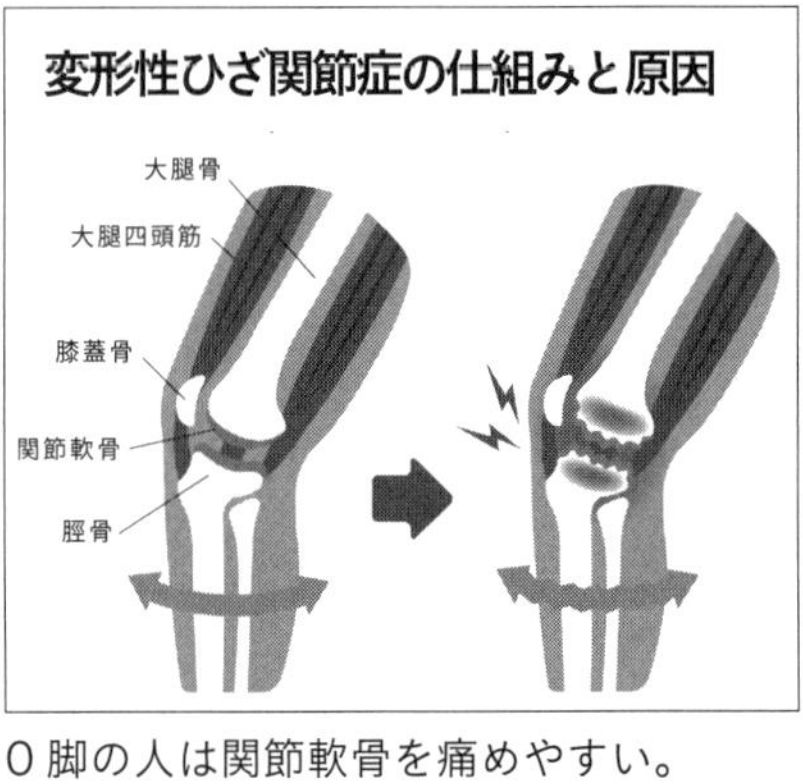

O脚の人は関節軟骨を痛めやすい。

●ガニ股である

男性に多いタイプですが、意外なことにバレエ経験者にも多いです。バレエダンサーは股関節を外側に向けられるように鍛えます。体は細くとも、しなやかな強い筋肉を作り上げていて、足（足首から下）の筋肉も分厚く発達しています。

バレエ経験者の歩き方の特徴は、つま先が外に開く「そとわ」です。バレエをやめてもそのクセだけが残り、両太ももをくっつける内転筋が加齢とともに弱り、腹筋力が衰えてくるとひざを曲げるほうが楽になってくるのです。

これは骨盤の向きと大きく関わるのですが、同時に股関節も曲がって腰が曲がった状態になる場合が多く、このタイプのひざ痛も見過ごせません。

実は縫工筋《ほうこうきん》という筋肉が拘縮すると股関節が曲がり、太ももが外に開いて

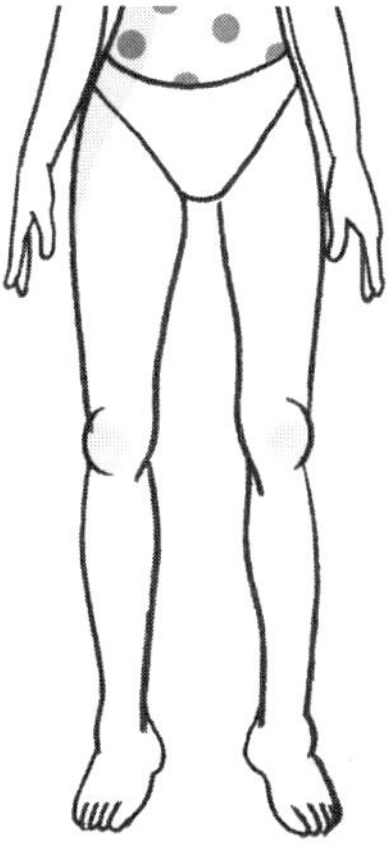

外股からひざが曲がっていくのを許していると、「ガニ股」へ一直線！

外側にねじれ、ひざも曲がったままになります。これは**「ガニ股」**になるということなのです。この状態で立ってみると前かがみになるのは避けられず、やはりひざに負担がかかってしまいます。

最近頻発している高齢者の運転ミスはガニ股も原因のひとつではないかという説もあります。**脚をまっすぐに保つためには、筋力が必要なのです。**

●靴の底の外側がすり減っている

足裏の力がなくなってくると足裏のアーチがくずれ、扁平足になっていきます。靴底の外側がよくすり減る人は足が扁平足になっている証拠です。扁平足になると靴の内側がすり減るんじゃないかなと思いますよね？　実は逆で、脚が弯曲することにより、靴の外側がすり減るのです。足が扁平足になると骨のバランスが崩れていくので、重心がかかるひざにも影響が出ます。

逆にハイアーチになっている人が多いX脚の人でも、加齢とともに足のアーチを支える力がなくなってきて土踏まずが落ちてくる場合がほとんどです。

もし「昔に比べて足幅が広くなってきた」と感じていたら、それは私と同じ開帳《かいちょう》足《そく》です。そこから外反母趾や内反小趾へと知らない間にどんどん病変が進んでいく場合が多く、足の指が曲がったままになるハンマートゥになってしまうと足裏のアーチを維持するのが難しくなります。足に合った靴を履くことで矯正もできますが、筋肉や骨格の正しい位置を知ることも非常に大切です。

●40歳以降にひざの間にすき間ができてきた

チェックのどれにも当てはまらなかった人も、両ひざの間にすき間が空いてきたら要注意です。加齢や肥満などの理由で、軟骨が変形したり、関節のすき間が狭くなったり、消失したり、骨棘《こつきょく》（骨のとげ）ができたりする病変もあります。

多くの病変はひざの関節の内側が狭くなる、内反変形（ひざが内側を向く）です。ひざをくっつける力には内転筋や内旋筋という太ももの内側にある筋肉が大きく作用するのですが、これらの筋肉が硬くなっていると、脚を左右に開きにくくなります。そうすると殿筋群にも影響があらわれます。尿もれの心配が出てくるのもこのケースです。男性は前立腺の問題や勃起不全といった悩みも生じてくるのですが、男女ともにかなりひどくなってからでないと、他人や医師には相談しないケースが多いようです。

脚が開いてきたり、ひざのお肉が下がってきたり、お尻に張りがなくなってきたりなど、見た目に変化が出てきたら、体が発する警報だととらえましょう。

正しい位置に戻すために必要な筋力を取り戻すことが重要です。

ひざ痛はひざだけの問題ではなくなります

ひざが痛くなると、人はどうしても痛みが強い側のひざを使わずに動こうとします。安静にする目的であればいいのですが、そのまま痛い側の脚を使わないことが日常化していくと、筋肉はどんどん弱化していきます。脚を引きずるような歩き方や、背骨が片方に曲がったような歩き方をしているとそれが習慣となり、姿勢そのものが変化して、**不良肢位**《ふりょうしい》（日常生活で支障をきたすような手足の位置や関節の角度）になっていくのです。

これが姿勢だけの問題だと思ったら大間違いです。背骨には神経の出入り口があるので、ゆがんだ骨は神経を圧迫し、その神経が向かう先の内臓の働きにも影響していきます。**「正しい姿勢」**という静的な部分だけでなく、**「正しい動き方」**という動的な部分にも目を向けると、今まで使えていなかった筋肉が明らかになってくるはずです。

動き方を変えることが、目に見えて、形を変えていくことにもなるのです。

まっすぐできれいな脚を作ることが、ひざ痛改善への道

ひざ痛を治すためには、今までうまく使えていなかった筋肉を強化していけばいいわけです。変形性ひざ関節症になりやすい人は、もともと足や脚の筋肉の使い方が悪く、不良肢位になっている人が多いのです。

ということは、まっすぐできれいな脚を作ることが、ひざ痛改善への第一歩でもあるわけです。ひざに負担をかける動きや姿勢を無意識にとってしまう自分のクセがわかると、弱化している筋肉が見つかります。それぞれの筋肉の正しい動かし方ができれば、健康と同時に美しさも手に入れられるのです。

そのためにはまず、自分の骨盤の向きのクセを知る必要があります。75ページからのテストをやってみましょう。

第2章

ひざ痛を治すための鉄則と3つの基本

ひざの痛みが消える体の使い方

体の後ろ側に力が入るとひざ痛は消える！

私のひざの痛みが激しくなってきたとき、何をしてもどう動いても痛くて、冒頭に書いたようにそもそもの「体の使い方」「体の動かし方」さえも疑問に思い始めていました。特に足の指の動かし方について研究していた頃です。

そんなときに「ピタッと痛みが消える」という「事件」が起きたのです。

ひざが痛いながらも出かけた東京ディズニーシーでの出来事です。パーク内にある、ほんの3段ほどの段差でさえ「痛いだろうなあ……」と思って尻込みしてしまう自分を悲しく思いました。

行ったことがある方はおわかりでしょうが、何かのアトラクションのライド（乗り物）に乗り込む、降りるという動作がとてもひざにはつらいのです。あの段差は

「ウグッ」と喉が鳴るほどで、まさに地獄のような思いです。

ところが「インディ・ジョーンズ・アドベンチャー」というアトラクションに乗ったあと、突然ひざ痛が消えていたのです。とても驚きました。いったい私はどんな動きをしたのだろうと考えていくうちに、思い当たることがありました。それは**体の後ろ側に力が入る**ということです。

上下左右に揺さぶられるライドの中で「キャーッ」と叫びながらやっていたこと。それは「足を踏ん張る」という動作でした。股関節を曲げ、ひざ関節も曲げ、足関節も曲げ、かかとをお尻に引き寄せるように力を入れていました。そして揺さぶられるのでひざに力を入れたまま右へ左へ上に下にとねじれます。揺れに対応するために腹筋も使っています。

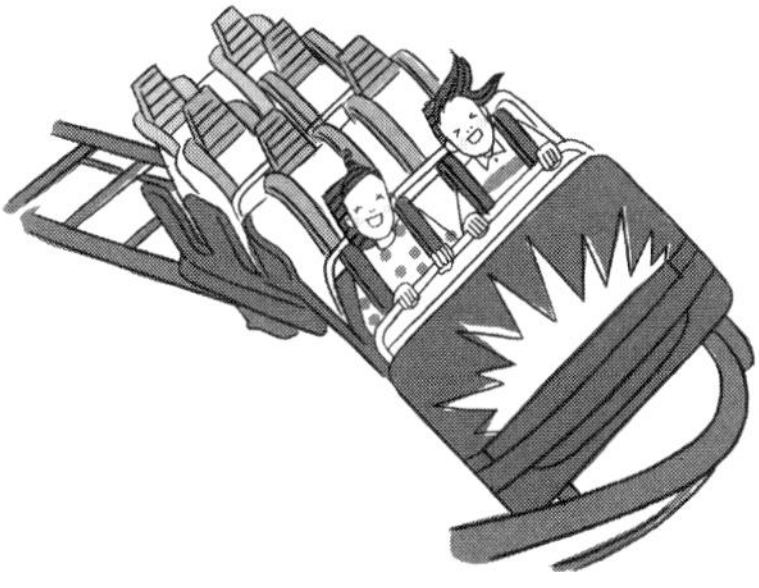

遊園地のアトラクションのライドでひざ痛が治るなんて！　その動きとは？

ひざ痛を防ぐには使っていない筋肉を目覚めさせること

そして**「踏ん張るという行為で使う筋肉は体の後ろ側だ」**ということに気がついたのです。自分の体を思い起こしてみると、「蹴る力」が弱く、姿勢は「前かがみ」です。太ももは**ハムストリングス**（下肢の後面を作る筋肉の総称）の存在を感じない形です。だからひざ痛が起きたのであり、そうであれば、この個所を強化すればひざ痛が消えるのだということを実感したのです。

ひざが痛くなったり、股関節やひざが曲がり、足腰に力が入らなくなるとどうなるのでしょう？

まず、大股で歩けなくなります。大股で歩けないということは、足裏の蹴りが弱い

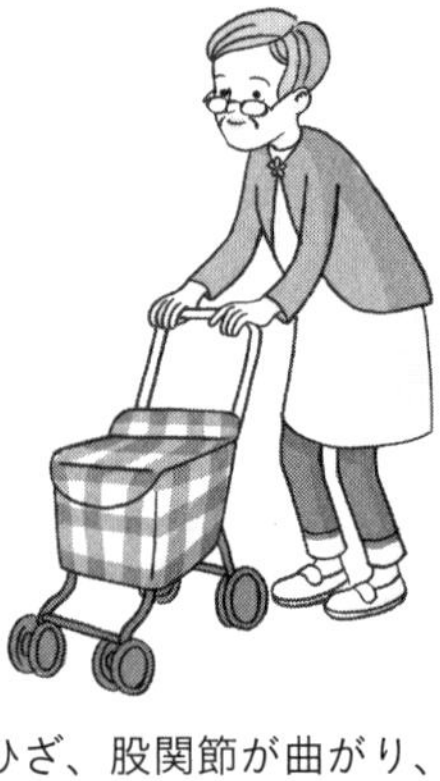

ひざ、股関節が曲がり、肩が上がって、首は前に倒れたままに。

ことに加えて、股関節が後ろに伸びないということです。そしてその状態が進むと、人は何かにつかまりたくなります。

何かにつかまって歩くようになると、さらに前かがみになっていきます。この状態を続けていると、どんどん体の後ろ側の筋肉は鍛えられなくなり、やがて二本足で立つことができなくなります。

ひざが痛くならない方法の基本は、使っていない筋肉を目覚めさせることです。

特にひざ痛になりやすい人は、体の後ろ側の筋肉を使っていない場合が多く、自分の使いやすい筋肉だけで体を動かしてしまっています。それが脚の形にあらわれます。遺伝も関係しますが、今までの体の使い方から生まれた足や脚の形、そしてゆがみにあらわれてくるのです。

私は長年他人の脚を観察し、研究を深めてきましたので、脚を見るだけでその人の上半身の形を当てることができるようになりました。

細かく見ると数多くのタイプに分けられますが、大きく分けるとタイプは２つ。

骨盤後傾タイプか**骨盤前傾タイプ**か、そのどちらの傾向が強いかということです。

この骨盤の傾きと背骨の弯曲の度合いで体を動かすときの筋肉の使い方に特徴が出ます。何年も、何十年も間違った使い方を続けていると、使わない筋肉がまず弱化します。次に拘縮していきます。硬くなっていくということです。そして短縮、あるいは病的に萎縮していく場合もあります。

そして、そのどちらのタイプも加齢とともに弱くなっていくところがあります。そのことによって引き起こされるのが「ひざ痛」「股関節痛」「腰痛」などです。「肩の痛み」「首の痛み」も付随して起きる症状といえるでしょう。

だから眠ったままでいる筋肉を目覚めさせ、神経回路を開いてやり、まわりの筋肉みんなで協力して体を動かすようにすると「痛み」が消えるのです。

体の後ろ側に正しく力が入るようにするには、自分の骨盤が前傾タイプなのか後傾タイプなのかを知る必要があります。これは鉄則です。

自分の体や使い方が「正常範囲ではない」ことに気づく

長い間、人の体と向き合い、動かし方を診てくると体に問題がある人ほど「えっ？」と思うような動かし方をしています。

「ひざが痛い」と来院されたある方のひざは過伸展していました。動作ひとつひとつがぎくしゃくしています。それなのにご本人はいたって普通だと思っていたそうで、まわりの人から「歩き方が変だよ」といわれても納得がいかない様子でした。

私のクリニックでは、ほとんどの患者さんに歩く動画を撮らせてもらいます。その動画を覚悟を決めて冷静に自分の姿を見ることで、何に向き合わなければならないのかがはっきりします。なぜ歩行がぎくしゃくしているのか。その原因は何なのか。自分自身で納得できないと先に進めません。

この方の場合、歩く動作の中でひざを曲げないせいでぎくしゃくしていました。方向転換するとき、歩いているとき、階段を下りるときにもひざを曲げようとしないのです。これはひざが痛いからではありません。必要以上にひざが後ろ側に反りやすくなる、ある筋肉の弱化で起こるひざ過伸展の特徴により、日常の動きに違和感が生まれているのですが、そこにまず気づくべきです。

「自分は普通だ」
「みんなも自分と同じような姿勢の取り方をしている」

と誰もが思っていますが、姿勢の取り方においては、37ページで説明したひざが過伸展している人とそうでない人では筋肉の使い方は全く違うのです。

第1章の「ひざ痛診断」のところで筋肉が変化していくことについて書きました(34ページ参照)。筋肉は使われたときにのみ発達し、その筋力を維持できるのですから、使っていないと当然ながら筋肉は弱っていきます。

ひざを曲げようとしないだけでも使われない筋肉は弱化していくのですから、足裏のアーチを上げられない、扁平足、ガニ股、Ｏ脚、Ｘ脚、ＸＯ脚……これらのように外形でわかる症状があれば弱化している筋肉があるということになります。

ここでは深くは触れませんが、脚がまっすぐでひざもぴったりくっついて……と見た目では完璧な羨ましい脚を持った人だからこそ起こる「お腹ぽっこり」問題があります。これも動かせていない筋肉があるからです。

ひざ痛が起きるそのほとんどの原因は筋肉のバランスの悪さだということを理解し、自分の姿勢や動かし方に気がつくことがとても重要なのです。

骨盤が前傾タイプか後傾タイプかで姿勢のとり方が異なる

そしてもうひとつ大事なこと。「**体の後ろ側に力が入らない**」ということについてです。

体の後ろ側の筋肉が使えていないと、体の前側にあるひざで体の重み（負荷）をすべて受け止めてしまうので、ひざがいつまでたっても痛いのです。

それがわかるのは38〜39ページ「変形性ひざ関節症になりやすい人かどうかのチェック」のうち、次のような項目です。

・動きの中でひざが内側に入るクセがある
・O脚、X脚、XO脚のいずれかである
・扁平足である（足裏のアーチがなくなっている）
・お尻を左右に振って歩く

・ひざが過伸展している
・ガニ股である
・靴の底の外側がすり減っている
・40歳以降にひざの間にすき間ができてきた

これらは体の後ろ側が使えていないから起こる現象です。

「ひざの間にすき間ができるのは、太ももの内側の筋肉の弱化では？」と思った方がいるのではないのでしょうか？　それはひざとひざのくっつけ方に問題があります。実はくっつけ方を間違っているのです。ＸＯ脚の人に多く見られる問題です。

もともとひざがくっついていた人は、意外にこのくっつける筋力が衰えているということも忘れてはいけないと思います。

ここで大事なのは骨盤のタイプによる姿勢の取り方です。
間違った姿勢のとり方をしていると何をやっても体の後ろ側は反応しません。

骨盤後傾タイプはお尻を下げ鼠径部を前方に反りだす傾向があります。体のバランスをプラスマイナスゼロにする原理が働くため、肩が内旋し背中が丸まって、胸が落ちてしまいます。このタイプに多いのはO脚です。ひざが過伸展、足が扁平足、そして股関節が外旋しにくいので体の後ろ側が反応しにくくなります。

だから骨盤後傾タイプの方は

●骨盤後傾タイプは、すべての運動で少しお尻を上げ、胸を拡げて行なう。

ということを念頭に置いてください。

一方、骨盤前傾タイプの人は腹筋力が衰えるとその腰椎の形状とともにお腹を前に出すように腰を反ってバランスを取りがちです。骨盤を前傾させてちょっと見にはヒップアップしているような姿勢ですが間違いです。

お腹を前に出すとバランスをプラスマイナスゼロにする原理が働き、背中が丸くなり首が前に倒れる現象が起きます。そこにひざの過伸展があるとさらにそのクセが増長します。

だから骨盤前傾タイプの方は
●骨盤前傾タイプは、すべての運動で少しお尻を下げ、お腹を凹ませて行なう。
ということを意識しないといけないのです。

体の形や動き方と骨盤の向きは密接に関係しています。そのことに自分自身で気がつくと体の動かし方に変化が出てきます。そして使っていなかった筋肉を使うようになっていくことで、ひざ痛を引き起こしていたひざまわりの筋肉のアンバランスを改善することができるのです。

筋肉を強くする「縮め伸ばし」

ここで筋肉の動きについて、少し触れておきましょう。筋肉はいろいろな収縮の仕方をします。腕相撲を例にとって考えてみると、

●勝っている側の筋肉は、短縮のみのコンセントリック（短縮性）収縮。

●負けている側の筋肉は、収縮しながら伸張されているというエキセントリック（伸張性）収縮。

縮めながら伸ばす。あるいは引き伸ばしながら収縮する。実は腕相撲で「負けている側」の感覚で運動することが、筋肉を引き締め、強くするには最適なのです。

この筋肉の収縮のパターンを、私のクリニックでは**「縮め伸ばし」**と命名しました。どの部位の筋肉にもこの考え方で運動が編みだせるのです。例えば**「お腹の縮め伸ばし」**。お腹をひっこめて縮めたまま伸ばすだけで、あっという間にウエストは締まります。骨盤を動かす際にもこの筋肉の動かし方を活用してみてください。

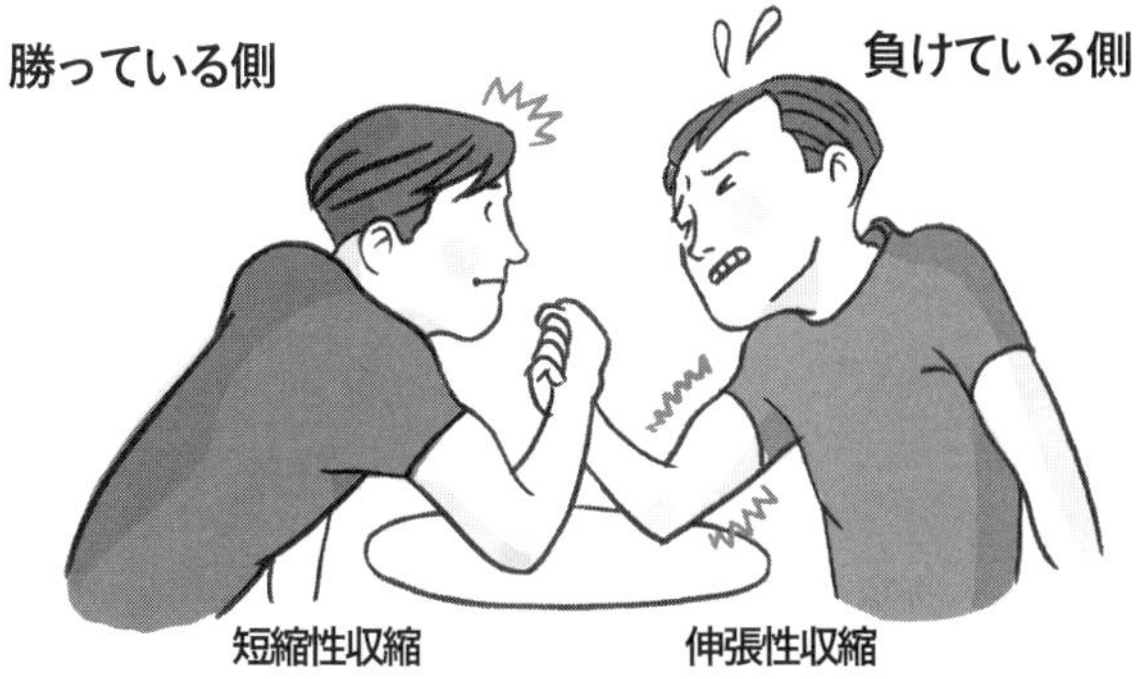

腕相撲で負けている側の感覚で力を入れるのは、筋肉を引き締め強くするうえでは最適。

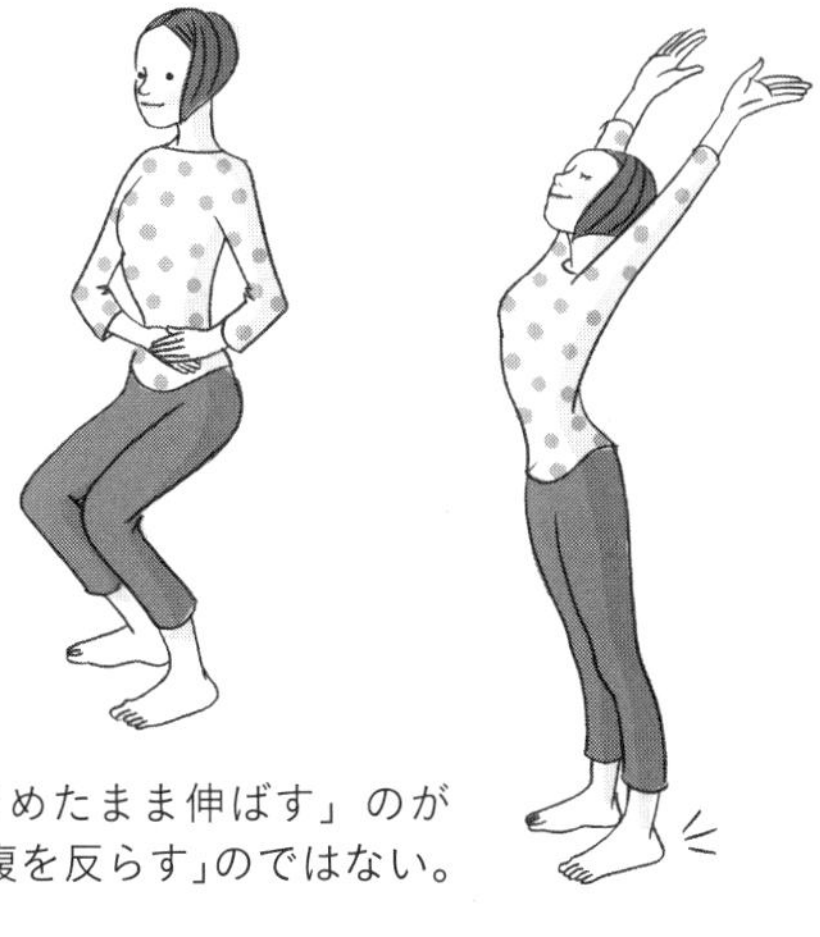

「お腹をひっこめたまま伸ばす」のがポイント。「お腹を反らす」のではない。

骨盤のタイプを知ることが【鉄則】です

自分の骨盤が前傾タイプなのか、後傾タイプなのかを知ることが【鉄則】です。そしてこの骨盤の向きを理解して体を動かすと初めて「体の後ろ側に力が入る」ことがわかると思います（60〜61ページ参照）。

まずは骨盤がどちらのタイプかテストしてみましょう。

【鉄則】のテストで自分の骨盤のタイプがわかったら、しつこいようですが次の注意点に気をつけて【基本】1〜3をやってみてくださいね。効果が断然違います。

●骨盤後傾タイプは、すべての運動で少しお尻を上げ、胸を拡げて行なう。
●骨盤前傾タイプは、すべての運動で少しお尻を下げ、お腹を凹ませて行なう。

【鉄則】自分の骨盤が前傾タイプか後傾タイプかを知る

かかとを床につけてしゃがみ込むテスト

まずはかかとを床につけたまま、しゃがみ込めるかどうか確認してみましょう。
しゃがみ込めましたか？

- しゃがみ込める人はお尻を下げることができる人。
- しゃがみ込めない人はお尻を下げることができない人。

お尻を下げるという動きは、骨盤を「後傾」させることになります。しゃがみ込めない人は、骨盤が「前傾」したままなのです。

【テスト】

①両かかとをくっつけ、つま先を軽く拡げ、
前を向いて立ちます。
②かかとを床につけたまましゃがみ込みます。

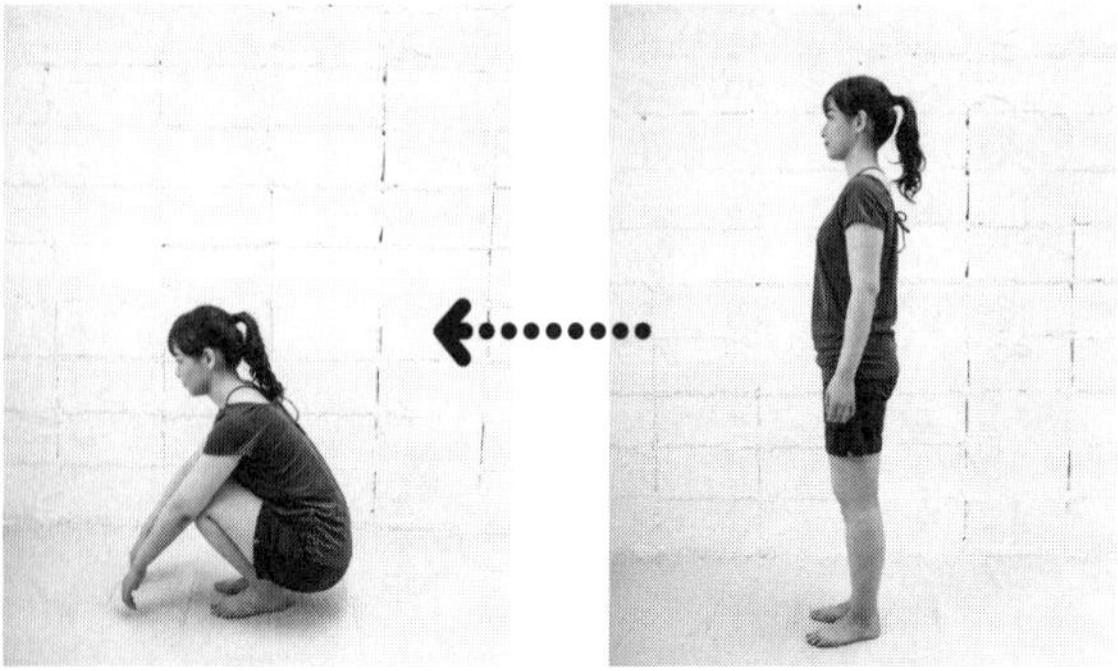

しゃがみ込める。お尻が下がる＞骨盤後傾タイプ

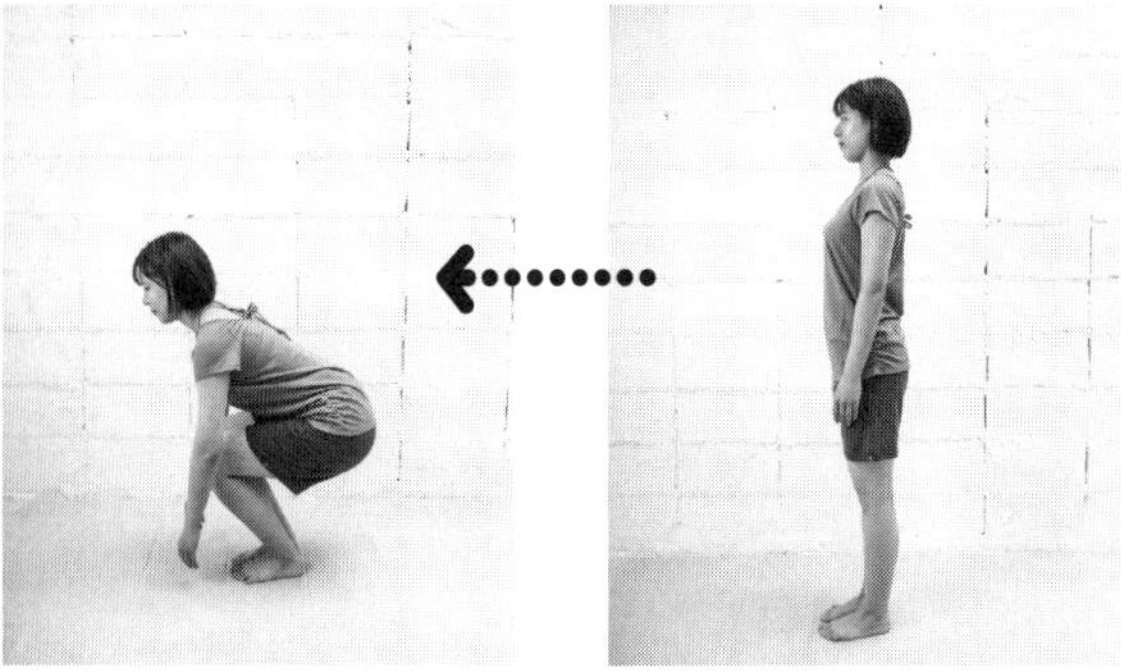

しゃがみ込めない。お尻を下げられない＞骨盤前傾タイプ

しゃがみ込めない人にはX脚の方が多いのですが、X脚はほぼ骨盤前傾タイプです。この骨盤前傾タイプというのは欧米や南米、アフリカの人々に多い体形で、これらの地域に多い疼痛《とうつう》は腰、背中が大半だということを聞くと、「やっぱり！」と思わずにはいられません。

X脚、O脚ともに「ひざ痛」は起こりますが、骨盤後傾タイプによるO脚に由来するひざ痛が圧倒的に多いようです。そして年齢を重ねるにつれて筋力が弱ってくると、どちらのタイプであっても、さらにひざが離れてくるので、早めに自分のタイプを理解して対処するのが望ましいのです。

ひざ痛の運動を行なううえで、

●骨盤後傾タイプは、すべての運動で少しお尻を上げ、胸を拡げて行なう。

●骨盤前傾タイプは、すべての運動で少しお尻を下げ、お腹を凹ませて行なう。

このことをお忘れなく。

「お尻を上げたり下げたりするってどういうこと？」と思った人は、腰に両手を添えて動かしてみましょう。ひざが痛くてしゃがみ込めない人は無理にやらなくてかまいません。自分がどのタイプかを判断して運動時の参考にしてみてください。

ではそれぞれの理由を説明しましょう。

しゃがみ込むとはどういうことか

足を閉じて立った姿勢から、かかとを床につけたまましゃがみ込めない場合、アキレス腱が硬くて伸びないから……というのもひと

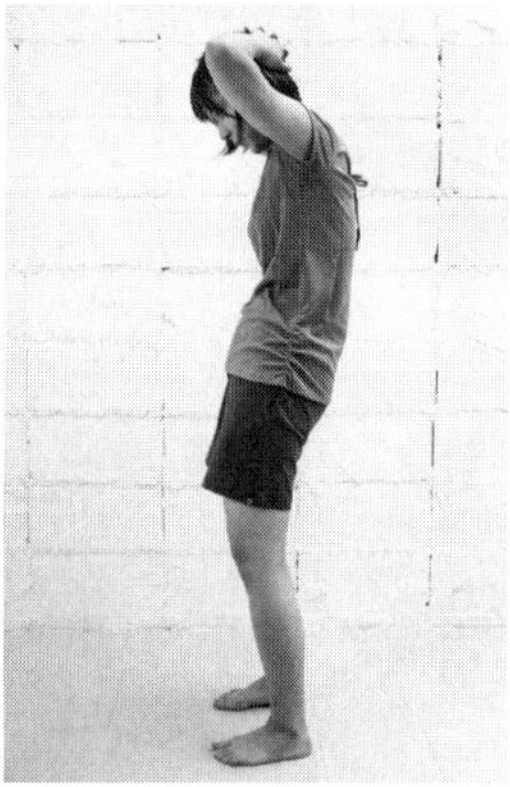

骨盤が後傾している。

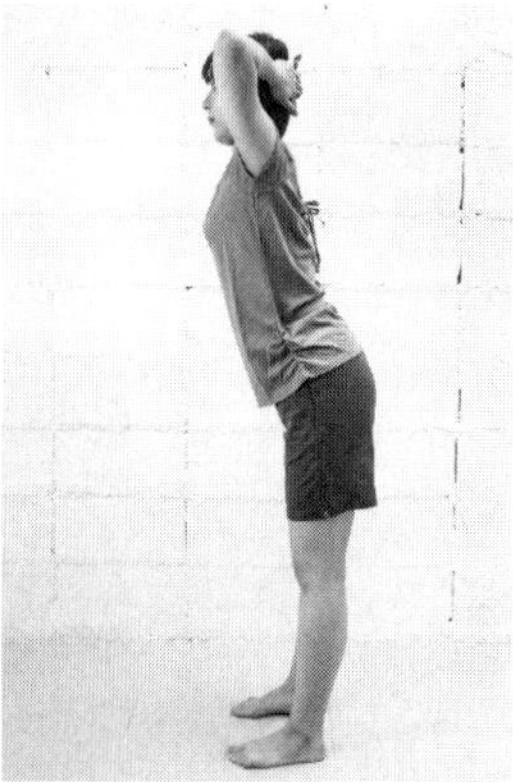

骨盤が前傾している。

つの原因です。しかし、アキレス腱に問題がなくても、しゃがみ込めない人がいます。

この「しゃがみ込む」という動き、ひざも股関節も曲がっている（屈曲している）のですが、股関節とひざ関節のどちらも実は伸ばそう（伸展しよう）とする筋肉が使われているのです。筋肉が縮みながらも伸ばされているという**「縮め伸ばし」**がここでも行なわれているのです。

股関節を伸展させる筋肉の筆頭は**大殿筋**《だいでんきん》というお尻にある筋肉です。それから**ハムストリングス**という太ももの後ろ側にある筋肉。太ももの内側の筋肉も使います。

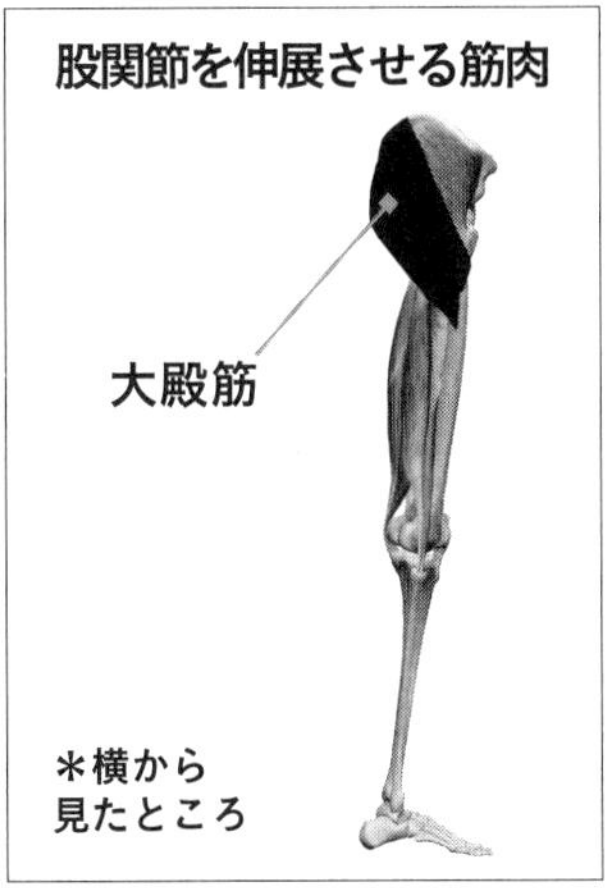

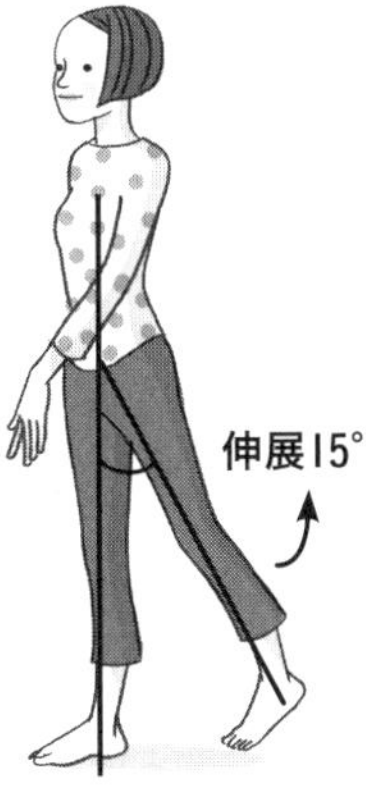

ひざ関節を伸展させる筋肉である**大腿四頭《だいたいしとう》筋《きん》**の筆頭は**大腿直筋**という太ももの前にある筋肉です。それ以外の筋肉もすべて太ももの前にあります。

ということは、まず、かかとを床につけたまま、しゃがみ込めないという人は、これらの筋肉が「硬い」ということになります。

「それの何が悪いの？」「西洋人だってしゃがみ込めない人が多いじゃない！」という声も聞こえてきそうです。一般的にお腹の肉に悩む人はしゃがみ込むのが苦手です。でもそれはお腹の肉がじゃまをしているからではないのです。

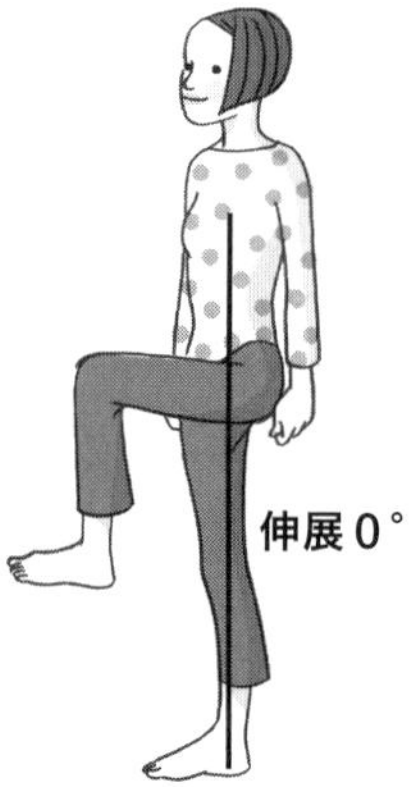

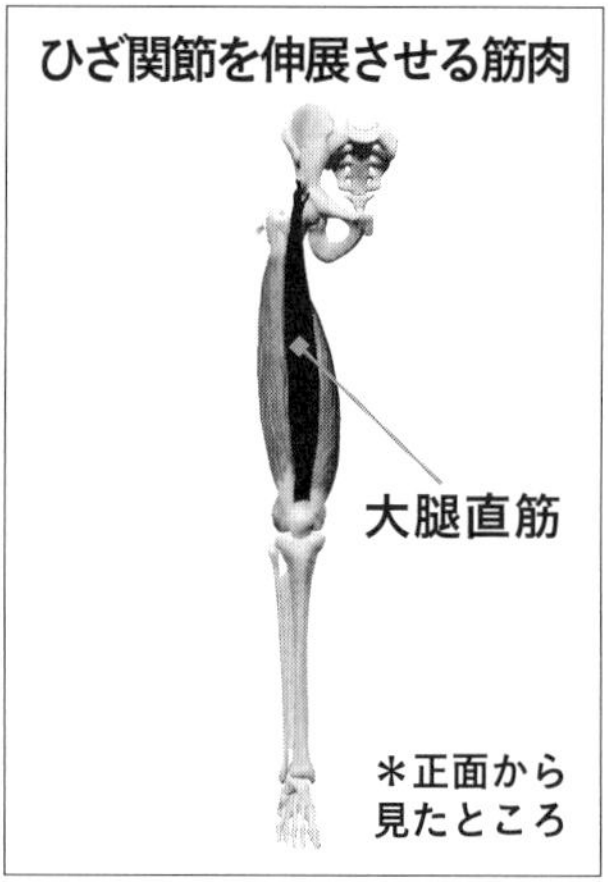

お腹ぽっこりはお尻を下げるのが苦手

この「しゃがみ込む」という動作は、骨盤と腰椎（腰の骨）の動きに密接に関わります。通常、人間の背骨は**生理的弯曲《わんきょく》**といってS字が２つあるように弯曲しています。この弯曲の度合いは、人によって異なります。

●首の骨（頸椎《けいつい》）は7個で前弯《ぜんわん》
●胸の骨（胸椎）は12個で後弯《こうわん》
●腰の骨（腰椎）は5個で前弯
●仙骨1個・尾骨1個で後弯（尾骨は3～5個の尾椎が癒合《ゆごう》し1個になっている）

強い弯曲の人もいれば、私のようにほとんど弯曲のない人もいます。

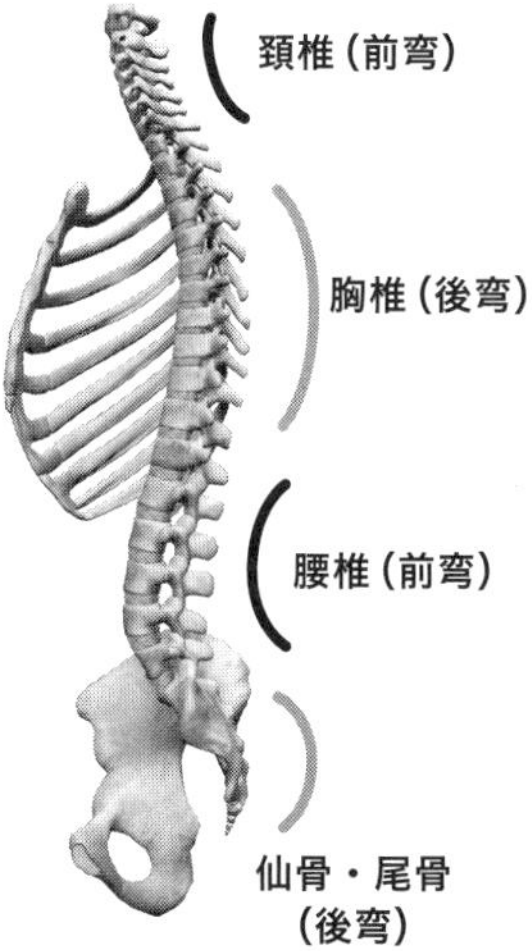

「しゃがみ込む」という動作では、股関節が大きく屈曲するので骨盤は後傾し、もともと前弯している腰椎が後弯するのです。腰に手を当ててしゃがんでみると腰の骨が後ろ側に後弯してくるのがわかります。

しゃがみ込めない人というのは、腰椎を後弯させ、骨盤を後傾させる（お尻を下げる）ことができないのです。76ページ左下の写真を見てもお尻が上がったままで腰も反《そ》ったままですよね。西洋人に多い、常に骨盤が前傾しているタイプです。

骨盤についている筋肉（大腿直筋、縫工《ほうこう》筋、恥骨筋など）が収縮してしまうと、骨盤が引っぱられて前傾してしまいます。そもそも股関節を屈曲させる筋肉である腸腰《ちょうよう》筋（大腰《だいよう》筋、腸骨《ちょうこつ》筋などの総称）が短くなってしまっても骨盤は前傾します。

そうさせないようにがんばってくれているのが腹筋なのです。年齢を重ねるごとに、その腹筋が弱くなり、骨盤を後傾させておくことができなくなるわけです。

腹筋は骨盤を後傾させて腰部を平らにするので、腰にかかる負担を和らげてくれるのですが、逆にいえば、**「腹筋の弱い人は骨盤を後傾できないので腰に負担がかかる」**ということなのです。このしゃがみ込むという動作、何でもない動作でありながら、腹筋力がないと「お腹が苦しい〜」と悶絶する方も多いのです。この骨盤の向きを自分で知っておかないと、どんな運動をしても無駄になりかねません。

私が紹介するすべての運動では、Ｏ脚に多い背骨の弯曲が少なく、骨盤後傾でお尻が上がらないタイプの人は、「お尻を少し上げ、胸を起こし、胸郭を拡げるようにして運動する」ことを忘れないでください。逆に、骨盤前傾タイプの方は「お尻を少し下げて、お腹を凹ませながら行なう」ように。もう一度書いておきますね。

●骨盤後傾タイプはすべての運動で少しお尻を上げ、胸を拡げて行なう。
●骨盤前傾タイプはすべての運動で少しお尻を下げ、お腹を凹ませて行なう。

筋肉を正しく動かす前提は、正しい姿勢です。そこからがスタートです。自分にとってちょっと厳しい姿勢、ちょっと苦しい姿勢がまさしく正しい姿勢なのです。その状態で動くと神経回路がようやく正しくつながるのです。

あなたの骨盤は前傾タイプ？　後傾タイプ？

外国の人々の姿を思い浮かべてみましょう。アメリカ、アフリカ、ロシア、ブラジル、中国、インド、フィリピン、タイ……。それぞれの国の方々の容姿のイメージがありますよね。先祖から受け継いだＤＮＡが、民族の違い、体格や皮膚、目、髪などの色、体臭、アルコールへの耐性などにもあらわれます。

日本人はといえば、リオのカーニバルで見るブラジル人のようにお尻がアップしてプリプリしているわけではありません（実は結構整形しているそうですが）。

しかし、細かく見ていけば、日本人の中でも違いがあります。持って生まれた骨格とそれに起因するクセや筋力の差、関節の可動域の制限などから生じる体の形の違いです。同じ運動競技をしていても、結果が出る人と出ない人がいるのは、自分の体の特徴を知っているか、知らないかの違いではないかと私は思います。

お腹が反《そ》ったままだったり、お尻を下げたままだったり、首が前に倒れっぱなしだったり……。それは自分にしかわからない感覚でもあるのです。

O脚やX脚、そして骨盤の向きや背骨の弯曲も、それぞれの人で異なっています。そうすると見た目では他の人と同じ運動をしている場合でも、筋肉の使い方が異なってくるのです。自分の体に必要な筋肉を意識して運動をすることで、効果にも歴然とした差が出てきます。

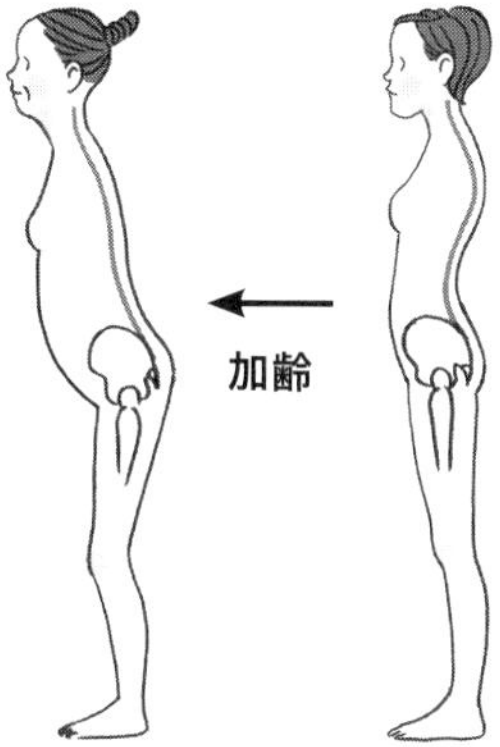

骨盤前傾タイプ。加齢とともに、ひざや股関節が屈曲し、お腹に肉がつく。首の付け根がコブのようになる人も。

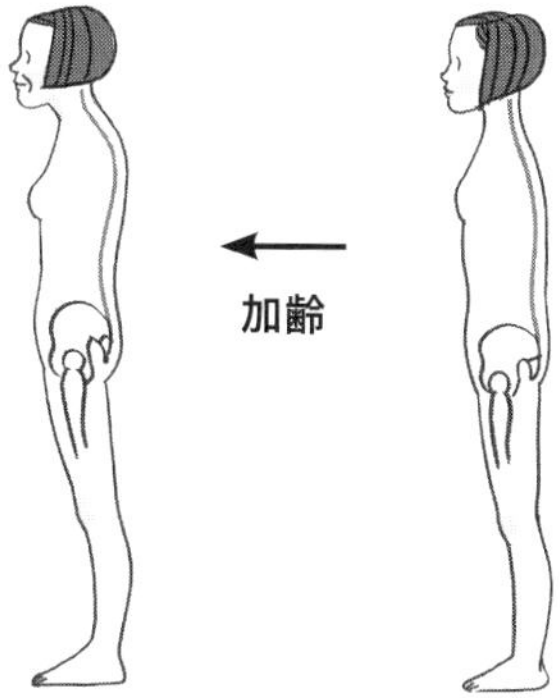

骨盤後傾タイプ。加齢とともに、背中の丸み、お尻の下がりが強くなる。お腹にはそれほど肉がつかない。

【注意】しゃがみ込めるのに、普段の姿勢は骨盤前傾タイプの人

XO脚の人に多いタイプです。ひざの関節がゆるく、伸びやすい筋肉を持ち、アヒル座り（191ページ参照）ができるタイプに多いです。私のブログに詳しく書いていますが、このタイプの人はひじの関節もゆるい場合が多く、腕全体をねじる運動においても、ひじ先だけを回す運動にとどまり、腕の付け根が回せません。したがって腕につながっている背中にある広背筋《こうはいきん》という筋肉が上手く使えないので腹筋との連携がうまく取れない場合が多く見られます。

お腹まわりの筋肉の伸びはいいのでヨガのポーズなども見た目ではできてしまうのですが、実際には腹筋の使い方がわからないといったことが起きるタイプです。

このタイプの人の最大の難点は股関節を外旋する力が弱いということです。ひざを外側に向けようとすると骨盤が前傾するので、運動するにあたっては必ず、

「つま先の向きとひざのお皿の向きを同じにする」

このことを意識して動きの中でお尻が上がらないように注意してください。

【注意】中高年から高齢者が特に気をつけるべきこと

加齢とともに、ひざ痛は起きていなくても次のような状態になることがあります。

「突然立てなくなった」
「足や手に力が入らない」
「物を落とすようになった」
「歩くのが遅い」
「よく転ぶ」

コロナ禍以降、テレワーク（リモートワーク）という在宅での勤務が珍しくなくなりました。ある調査では７割以上の人がリモートワークで運動不足を感じているようです。高齢でもないのに体が動かなくなり不安になったといって来院される方も増えてきました。やはり中高年の方は若い人たちよりも体の変化が如実に表れます。「この先、立って歩けなくなるのではないか」と考えると不安になるといいます。筋肉の弱化は驚くほど早いものです。

さらにそこに「ひざ痛」が加わるのですから精神的なダメージも大きくなります。先に書きました加齢に伴う動きの不具合解消に必要なのは「体の後ろ側の筋肉」や「体のサイド側の筋肉」、そして「体幹を支えるお腹まわりの筋肉」です。

【鉄則】を忘れずに、103ページからの【基本】を行なえば、これらの筋肉を目覚めさせることができるので是非とも取り組んでいただきたいと思います。ひざ痛を改善させるには必須です。ただし、高齢者の方々にはまた別の問題があります。

高齢者や一部の中高年が力を入れられない理由「尿もれ」

ひざ痛を改善するためにはいろんな運動をやっていただきたいのですが、力を出し切れていない人がいます。その中に高齢者や中高年の一部の方から出てくる問題として**「尿もれ」「骨盤臓器脱」**があります。

人は体に力を入れるときに、そのやり方が大きく分けて２つあります。

●お腹を前へ出すように腰を反らせて力を入れる
●お腹を凹ませて背中を丸めるように力を入れる
（背中を丸めないで胸郭を上げるほうが正しい）

前者はトイレでの動きをイメージしてみてください（実際はトイレでいきむのは良いことではありませんが）。後者は声楽家の発声法です。１回の吸気でお腹を小刻みに凹ませ発声し、息を長く保たせます。本当の意味での腹式呼吸です。

お腹を凹ませると背中が丸まりやすいものですが、胸を上げたままで凹ませるのが正しいやり方です。72ページの「縮め伸ばし」を行なっているわけですね。

お腹を前へ出して力を入れた場合、同時に骨盤底筋の方向へも力が入ります。内臓を下のほうに押し下げるような感覚で、女性にはわかりやすいと思います。

これが内臓（膀胱）を圧迫することになって尿がもれたり、子宮や膀胱、直腸といった骨盤内の臓器が外に出てくる女性特有の病気、**骨盤臓器脱**になる可能性が大になるのです。

そういった症状が起こると無意識のうちに、体に目一杯の力を入れようとしなくなります。中途半端な力しか出さなくなるのです。

尿もれや臓器脱で病院へ行くと「力を入れないように」「ジャンプしないように」と指導される場合もあります。それではどんどん筋力が落ちてしまいます。このお腹を前へ出す力の入れ方をしているのは骨盤前傾タイプの人に多いようです。

すると何が起こるでしょう。力を出さないでいると握力も衰え、噛む力も衰え、踏ん張る力も衰えるので、一気に脳が衰える**「認知症」**の心配が出てきます（認知症にならない3つの目安　①握力があること　②嚥下咀嚼《えんげそしゃく》ができること　③大股で速く歩けること）。

尿もれや臓器脱といった症状はなかなか他人に相談できる問題ではないため、人知れず悩んでいる方が多いのですが、やることはただひとつ。

「お腹を凹ませる」

感覚を思い出すこと。ただこれだけを毎日の生活に取り入れてみてください。

そしてもうひとつ重要なことが、

「やるということを忘れない努力」

これが高齢者には必要です。

私の施術院で取り入れているのはキックミットです。パンチや蹴りを入れてもらって力の度合いを測ります。力の弱い方には、力を入れるときにお腹を凹ますことに遊びながら慣れていってもらいます。

尿もれはひざとひざをくっつけるトレーニングだけでは改善しません。ひざをくっつけると同時にお腹を凹ませ、胸郭を上げる動きで内臓が引き上げられ改善します。

逆にいうとお腹を凹ませて力を入れる動きをすると、胸が上がり、同時に足指での床の抑えを強くすることにもなるのでパンチ力や蹴る力がアップしていきます。

「ひざが痛いのに？」と思われた方もいるのではないでしょうか。

できるのです。痛みも感じません。それは楽しいという気持ちが高まって、アドレナリンが出てきているせいでもあります。お腹を凹ませて力を入れるという動作をすることで、どんどん体の後ろ側を鍛えていっているのです。

高齢者は「固有感覚」が減少する

固有感覚とは、体の動きに関する情報を伝えてくれる大切な感覚のことです。関節や筋、腱の動きを検出し、体の位置や動き、力に関する感覚を指します。

- 体の各部の位置が検知できる
- 運動や動きの方向や速度をコントロールできる
- 振動を感知できる

などが挙げられます。

体がどのように動いているか、変化しているかを知覚できるという、当たり前と思われているものが高齢者はできなくなっていくのです。自分の手や足が今どこにあるのか、揺れてるのか揺れてないのかなどといった感覚や、体をどちら側にどれぐらいの速さで動かせばいいのかといった、自分のコントロールができなくなるのです。そのため、ご家族など周囲の人たちからすると、

「え？　なんで？　何ふらふらしてるの？」

などと思ってしまい、イライラして手を貸し過ぎたりしていると、どんどん固有感覚の弱化が進みます。

ご本人が自分で気がつくことがとても肝心なのです。歩き方や姿勢を録画するなどして、ご自身で見て感じてもらうのはとても意味のあることです。

動かさないでいると間違いなく筋肉は硬くなる

スタンフォード大学の研究によると、人間の老化は34歳と60歳と78歳の3段階で体内のタンパク質構造に変化が生じることがわかったそうです。60歳を迎えて私自身が感じたことは**「筋肉が硬くなるのが今までよりもさらに速い」**ということです。

筋肉の状態を表す言葉はたくさんあります。専門用語は難しいものが多いのですが、簡単な表現では「硬くなる」「短くなる」「縮む」……などがあります。このような状態になると実は血液の流れにも影響が出てきます。だから筋肉は伸ばして動かしたほうがいいわけです。

ところがほとんどの人がなぜやらないのでしょうか?

硬くなったものを伸ばすと「痛い」からです。

痛いのは良くないことだ、嫌なことだと思っていると、筋肉のトレーニングはできません。そうこうするうちに使えない筋肉になってしまいます。この先、体がどんどん動かなくなるということなのです。

先にも書きましたが、筋肉が動かなくなると血行にも影響が出てきます。それはそのまま脳にも影響が出るわけです。

筋肉を伸ばすときの「痛さ」はある程度はあるということを理解するのが大事です。若い頃からあまり運動をしてこなかった人は、少しの痛みにも敏感に反応してしまいますから要注意です。

安全に動かしていくには自重（自分の体重）で十分なのです。長年ジムでウエイトやマシンを使って教えてきたトレーナーたちも自重の負荷だけで運動することを推奨しだしましたね。それは安全だからです。

正座ができるようにする

ひざ痛の方にまずやっていただきたいのは、**「正座」ができない人はできるように挑戦してほしい**ということです。

私がひざ痛を起こして最初にやることは、ひざに水が溜まっていても、腫れていても、痛くても、曲がらないひざを曲げようとすることなのです。「第4章　ひざ痛を治すための考え方」のＰＯＬＩＣＥの処置（１９６ページ）で触れますが、早い段階から動かすほうがいいのです。治りが早いのは私が体感しています。

痛いからと動かさずに安静にしすぎると、

●患部のむくみがさらに進む
●腫れが引かない
●筋力の低下
●靭帯が硬くなる

などを引き起こし、結果として症状が悪化したり、完治に時間を要するようになることもわかってきました。安静は大事ですが安静を保ち続けるのではなく、早期から少しずつ負荷をかけることで、より早く改善が期待できるのです。

正座をする際、下腿は少し内旋するのが普通です。しかしO脚、X脚、XO脚といった特徴に加えて関節のゆるさ、筋力の弱化度合いなどにもよりひざの屈曲の仕方は異なります。

まず少しずつやってみて次の日どうなっているかを確認し、続けてみることをお勧めします。

足裏のアーチを鍛えてひざ痛を改善する

足裏のアーチは3本ある

ひざ痛を治すための3つの基本に入る前に、**「足裏のアーチ」**についてご説明します。足裏のアーチは3本あります。

●内側縦アーチ
足の親指の付け根（母指球《ぼしきゅう》）からかかとまで

●外側縦アーチ
足の小指の付け根からかかとまで

●横アーチ
足の親指の付け根から小指の付け根まで

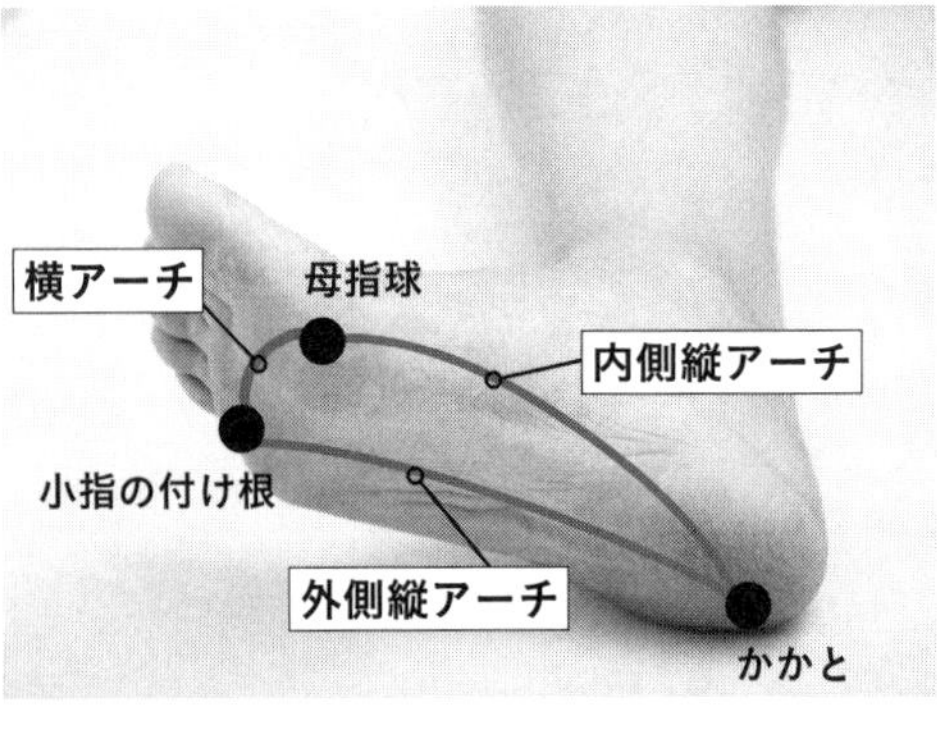

この3本のアーチでテントのようなアーチ（弓形）構造を作り、上からの重みと下からの床反力（床からの力）を支えています。アーチは足にある骨で形成されており、足の靭帯と腱で強化されています。

では、いったい何のためにアーチはあるのでしょう?

足裏のアーチは何のためにあるのか

人間の体全体には約２０８個の骨があるといわれていますが、実は足だけでその4分の1を占めます。足は趾骨《しこつ》（足指の骨のこと・基節骨・中節骨・末節骨）が14本、中足骨が5本、足根骨が7個、これに種子骨（小さい骨）２個を加えて片足28個、両足で56個の骨で構成されています。

それほど足は人体の中でも重要なパーツだということです。体の表面積のうち約２％ほどの両足裏だけで全体重を支えるわけですから、これらのたくさんの骨が靭帯や関節包で何層にもわたりガッチリとつながれて足裏を強化しているのです。

レオナルド・ダ・ヴィンチが人間の足について、**「足は人間工学上、最大の傑作であり、そしてまた最高の芸術作品である」**と述べたことは有名です。足裏のアーチは、体重を支えるうえで最良の形であることに加えて、美しさまで備わっているというわけです。

では、足裏は何のためにアーチになっているのでしょう？　歩行で足にかかる重さは床からの反発力**「床反力」**が加わるので、体重の約１・２倍になります。体重60キロの人だと一歩ごとに72キロの重さが足にかかるという計算です。

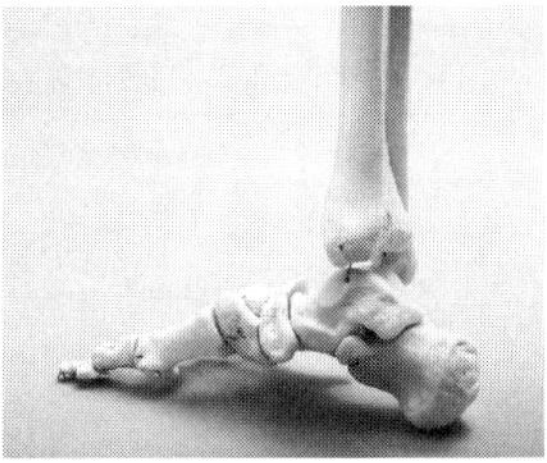

精緻な足の骨の構造。まさに「最高の芸術作品」。

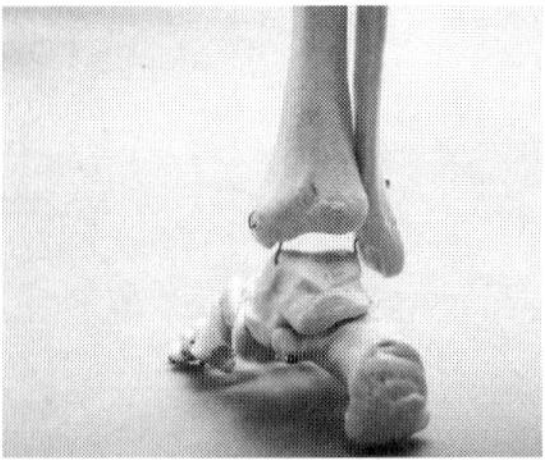

体重がかかると必然的に土踏まずが内側に落ち込みやすい。

「走る」となれば、それが約3倍に、「ジャンプ」をすると約6倍になるというのです。

この重さからくる衝撃をまともにくらわないように、3本のアーチがあるのです。弓のようにびよ～んびよ～んとしなって、床からの衝撃を緩和してくれているわけです。さらに衝撃を緩和するだけでなく、体を前後左右、あらゆる方向に運ぶための推進力にもなっています。だから勢いよく進むには、足裏のアーチの「ばね」が必要になります。

ところがこのばねを使う、**「つま先立ちになる」「ジャンプする」「蹴る」**といった動きが私たちの普段の生活ではあまり行なわれていません。

●足の甲をしっかり上げるほどのつま先立ちをしていますか?
●高くジャンプしていますか?
●しっかり蹴れていますか?

何もしていないと足裏の筋力は退化して、アーチが落ちてしまいます。

3本のアーチそれぞれの退化で特徴的な症状が出ますが、混合している場合がほとんどなので、ひざ痛の改善には3本のアーチを意識的に鍛える必要があります。

●内側縦アーチがなくなる人

O脚・扁平足・むくみ・冷え・肩こり・血行不良・不調・不妊など

●外側縦アーチがなくなる人

O脚・ひざ痛・腰痛・股関節痛など

●横アーチがなくなる人

開帳足・外反母趾・内反小趾・角質が硬くなる・たこ・うおのめなど

このような症状が出始めると歩行にもクセが出て、足の右と左も形が変わってきます。そうなるといつしか骨盤を含む、体全体のゆがみにつながる危険性もあります。特にO脚は、3本のアーチすべてがなくなる傾向にあるので要注意です。

【基本1】土踏まずを上げる力を作る！

体の後ろ側に力が入ればひざの負担は減る

ではいよいよひざ痛を治すための3つの基本についてご紹介していきます。

まず【基本1】です。両足の指を拡げて、ここまでご説明してきた3本のアーチを作る動きを確認しましょう。

①左右の両かかとをくっつけ、つま先を軽く拡げ、前を向いて立ちます。

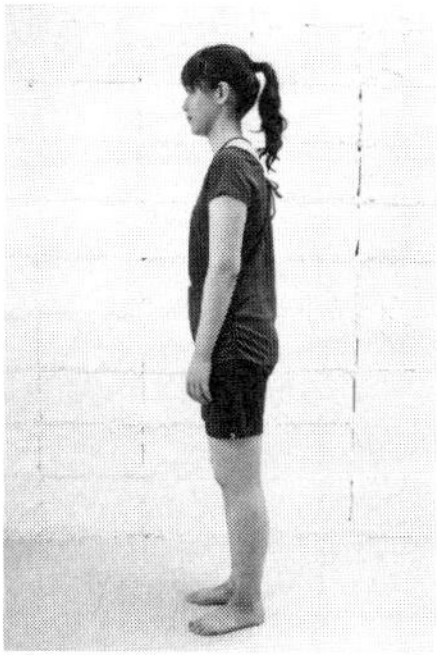

①前を向いて立つ。

②足の指を5本とも、じゃんけんのパーのように拡げて反らせて床から上げます（足の指の付け根は床につけたまま）。足の指は曲げてはいけません。伸ばしたままですよ。

③この前の段階の②のときに、足の親指と小指を拡げることを特に意識しながら両脚のかかとから太ももの付け根までをすき間がなくなるように外側から締めます（内股にならないよう注意）。

ふくらはぎや太もも裏、お尻に力が入っていることを意識し、足裏の土踏まずや足裏のアーチ全体が上がっているのを確認し

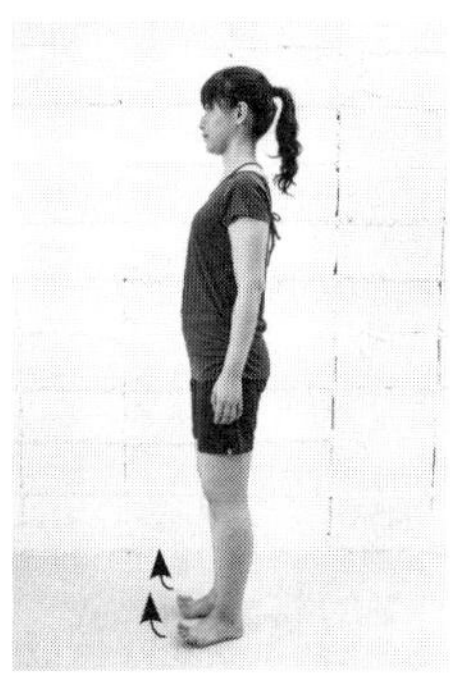

②足の指を開いてから反らせ、床から上げる。このとき足裏のアーチが高く上がる。

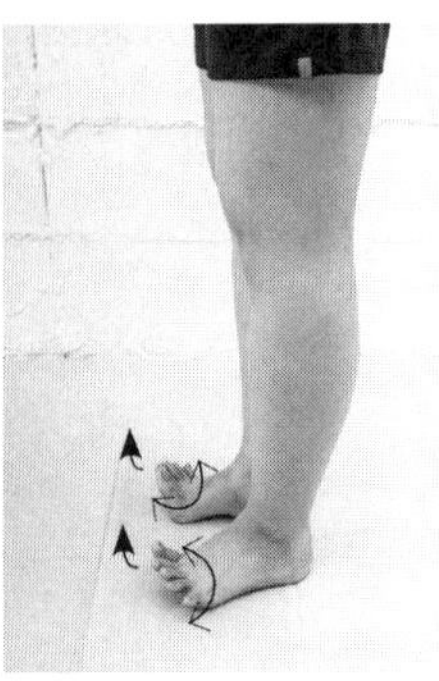

③足の親指、小指を拡げるようにしながら、足の指を反らせる。

ましょう。首が前に倒れていると体の後ろ側に力は入りません。前を見て頭を起こしてください。

④ふくらはぎ、太もも裏、お尻に入れた力を抜かず、足裏のアーチを上げたまま足の指を静かに下ろします。

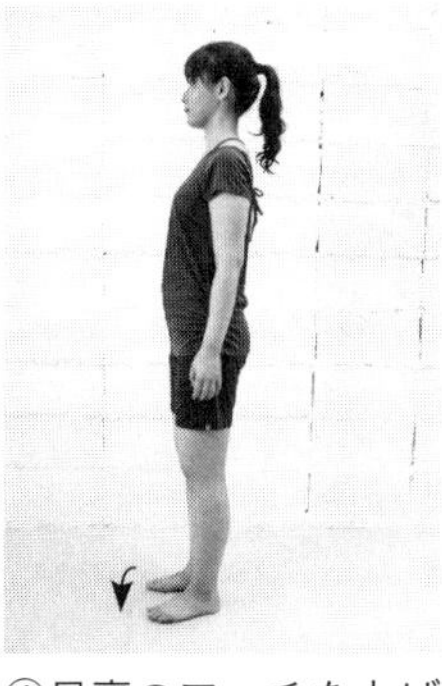

④足裏のアーチを上げたまま足の指を静かに下ろす。103ページ写真①との違いに注目。

ひざが痛い原因はひざに体の重みが集中して乗っかってしまうからです。前かがみの姿勢（O脚に多い）や、ひざを曲げがちな姿勢（ガニ股に多い）は、わざわざひざに負担がかかる動き方をしているのです。体の後ろ側（ふくらはぎ、太もも裏、お尻）に力が入ると、ひざへの負担が大幅に減ります。

この足裏のアーチを上げる動きを、74ページの【鉄則】にのっとってできたでしょうか。

●骨盤後傾タイプは、すべての運動で少しお尻を上げ、胸を拡げて行なう。
●骨盤前傾タイプは、すべての運動で少しお尻を下げ、お腹を凹ませて行なう。

注意しなければいけないのが37ページで触れたひざの過伸展です。この【基本1】の足裏のアーチを上げる動作のときに、ひざ裏を後ろに反ってバランスを取ろうとする人がいますが間違いです。次の【基本2】にもつながることですが、若干ひざを曲げたままで太ももの付け根を外側に回す感じでやってみてください。お尻も下げます。結構、力が必要ですよね。だからトレーニングになるのです。

【基本1】は運動というよりも「日常」で行なうことが大事です。

●歯磨きをしているとき
●電車に乗っているとき
●台所に立っているとき
●いすなどに座っているとき

思い立ったときに必ずやる習慣をつけましょう。やることを忘れないようにします。足裏がつりそうになったとしたら、そこの筋肉が弱っているという証拠です。うまく使っていると考えてください。足裏がつったときには、少し足踏みをすれば治ります。ふくらはぎがつったりしたときも立って足踏みをしてみてください。

足裏のアーチが下がっているのは間違いないわけですから、正しい位置に戻すためには回数をこなす必要があります。一番大事なのは、常に足裏のアーチ（土踏まず）が上がったままの足にするための筋力づくりを日常に取り入れることです。

これだけで足首が細くなる人も、ふくらはぎが締まる人もたくさんいます。使ってこなかった筋肉を動かすと脚の形に変化が現れますから励みにもなります。

ひざに痛みを感じやすい動きの代表といえば、立ったり座ったりする動作です。これを足裏のアーチを上げる基本の【応用】として、普段の生活に取り入れてみましょう。次のページからやり方を説明します。うまく体の後ろ側に力が入るとひざへの負担が減りますよ。そのためにはお尻を下げることです。

【応用】足の5本指を上げたまま立ったり座ったりする練習

いすなどに座った状態から足の指を5本とも上げたまま立ち上がってみてください（下写真①と②）。どうですか？　今までよりもひざが痛くないはずです。

なぜなら、体の後ろ側の筋肉を使って立ち上がっているため、ひざへの負担が減っているから痛くないのです。神経回路も後ろ側が活発になっているせいで痛みを感じないのかもしれません。

かかとで地面を押すような感覚で立ち上

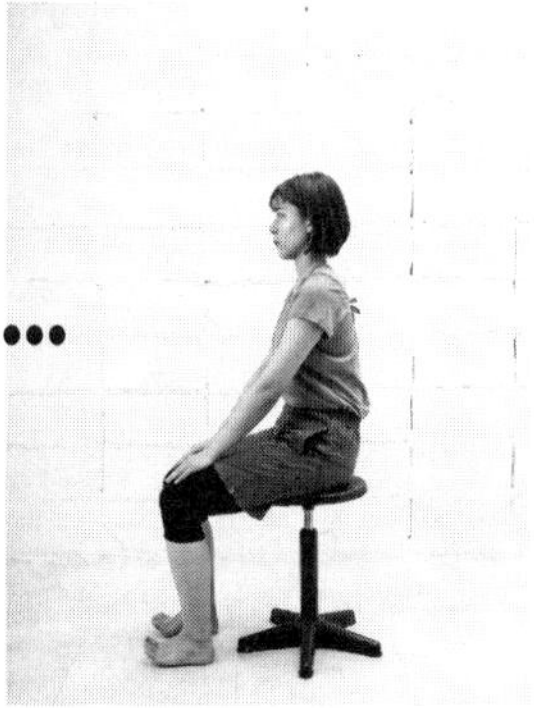

①足の指を反らせる。

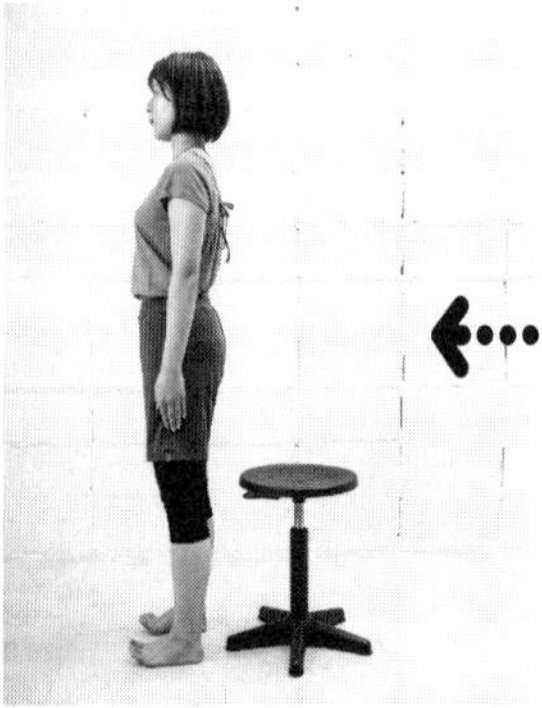

②かかとからふくらはぎ、太もも裏、お尻の力で立ち上がる。

がってみましょう。太もも裏（ハムストリングス）やお尻の力で立ち上がる感覚がわかるはずです。より鍛えたい場合は、両かかとを互いに強くくっつけるような力も加えてみてください。さらに力が入ります。

　では逆の動きです。座ってみましょう（下写真①と②）。同じく足の指を5本とも上げて、かかとに重心を乗せたまま、ゆっくり座ります。何かにつかまって行なってもかまいません。安定して座れたのではないでしょうか。いすが低ければ低いほど高度なトレーニングになります。

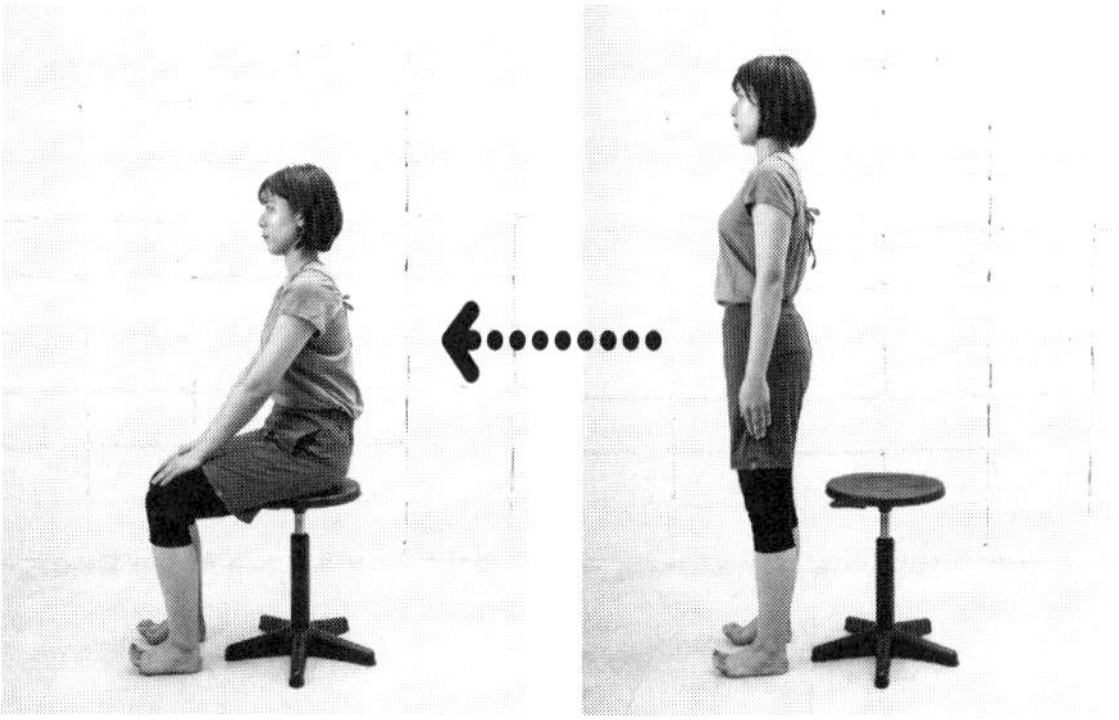

①座り始める前に足の指を上げる。

②体の後ろ側の力で座ることができる。

これが**自動的に体の後ろ側に力が入る方法**です。ここでの「縮め伸ばし」は足裏です。体重が足裏にかかることで力が入り、足の指を上げることで足裏は伸ばされています。足の指を拡げるとさらに効果が上がります。**軽いひざ痛であれば、これだけで早期に治ってしまう可能性が高い**と思います。

正座ができないくらいの腫れがあったり、水が溜まっている場合でもゆっくり動かしながらやってみてください。動かさないでいると、どんどん筋肉組織が硬くなっていってしまいます。

実は、いくら足の指を上げてもふくらはぎや太もも裏、お尻に力の入らない人がいます。それはひざの過伸展が原因です。

ひざが過伸展しているひざ痛も、ひざが曲がっているひざ痛も、どちらもひざに負担がかかる動きの積み重ねで起きた痛みです。

ひざに負担がかからないようにし、ひざの動きを助けてあげるには、ひざとは反対側にある体の後ろ側の筋肉が目覚めてくれればいいだけなのです。

私たちの日常の動作はほとんど前かがみ

普通の高さのいすや、低いいすから「立ち上がる・座る」動きを実際にやるときに、真剣に足もとを見つめて首が前に倒れていると、頭の重さは6～8キログラムもありますから、重心が前に移ってしまい、体の後ろ側を感じることができません。首を起こし、まっすぐ前を見てやってみてください。

私たちの日常のほとんどの動作は前かがみの姿勢です。デスクワークも家事労働も前かがみだらけです。パソコンやスマホで首を前に倒している時間が多い人ほど、それが当たり前になってしまい、知らず知らずのうちにその状態で全身のバランスをとる筋肉の使い方になっています。

ですから、重い頭を正しい位置にもってきて、足の指を上げてみるだけで、普段は意識しない筋肉を使わなければならないことがわかるはずです。多くの場合、それはふくらはぎ、太もも裏（ハムストリングス）、お尻です。

O脚は足の薬指と小指に力が入らない

足の親指と小指（特に小指）を拡げたまま、かかととかかとをくっつける方向への力も加えて「いすから立ち上がる・座る」をやると、より強度の高いトレーニングになります。なぜなら小指を拡げたほうが、かかとをくっつけ合う力が増し、**股関節を内転させる力**を作ることになるからです。

ひざ痛持ちの中でもO脚は、特に薬指と小指で地面を押さえつける力が足りないのです。そして太ももをくっつけ合う力も足りません。

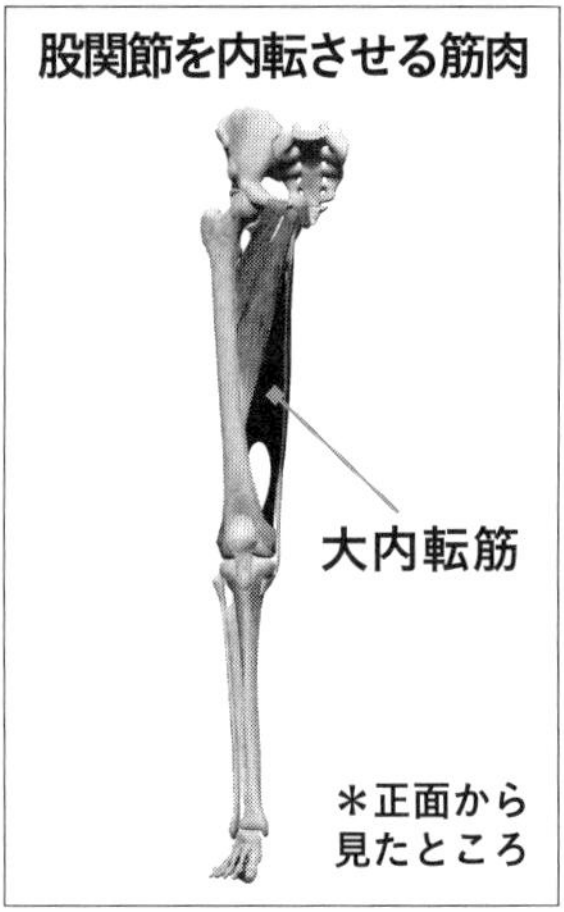

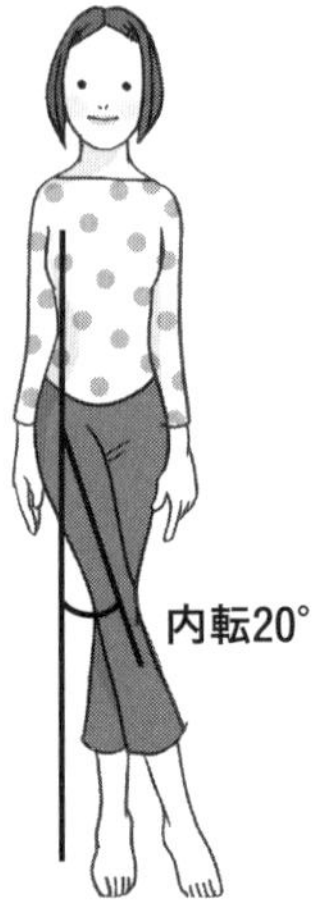

前述した足裏のアーチ3本の中で、外側縦アーチがなくなる人に多い症状に「O脚」が挙げられていることからも納得できます（薬指と小指を曲げて丸めてしまうとアーチは作れません。O脚に多い足の指の使い方です）。

それが「ひざ痛」の原因であるということにも注目していただきたいのです。使ってこなかった筋肉は退化し、神経回路も減っているのですから、何度も何度も繰り返し動かすことで、失われた神経回路を復活させましょう。動くたびにひざは痛みますが、足の指を上げることで今までよりも安定して、いすから立ったり座ったりすることができるので、筋肉トレーニングになるのです。

いすから立ったり、座ったり、床から立ち上がったりするときに足の指を上げて踏ん張るときの動き、何かに似ていますね。そう、**スクワット**です。

実はこれが正しいスクワットのやり方なのです。スクワットは足腰を鍛えるのにとても有効な運動です。スクワットで腰を下ろしたときに、つま先よりひざが前に出ないようにするのは、ひざに重心がかかってひざを痛めることを防ぐためです。

太ももの前ばかりがパンプアップ（筋肉が膨張）するのは間違ったスクワットです。本来のスクワットは太もも裏、お尻に力が入らなければいけません。

足の指を上げるだけでしっかり体の後ろ側に効いてくるので、スクワットを行なう際にもこの【基本1】をぜひ取り入れてほしいと思います。

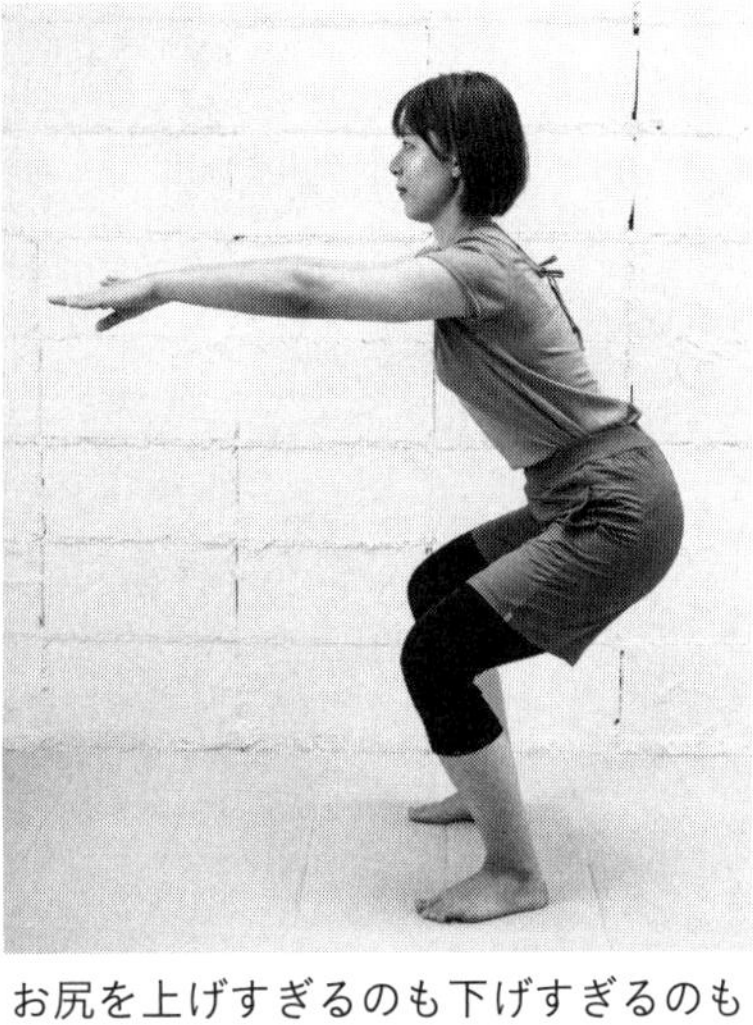

お尻を上げすぎるのも下げすぎるのもダメ。スクワットは骨盤前傾の人が多い外国から輸入されたトレーニング法と認識しておこう。

「足のバンダ」とは

この**「自動的に体の後ろ側に力が入る方法」**は、ヨガでは**「足のバンダ」**と呼ばれるものです。「バンダ」とはサンスクリット語で「閉じ込める」もしくは「縛る」を意味します。パンツのゴムのようなものですね。

ヨガにおいて重要視されているのは、のど（ジャーランダラバンダ）、腹部（ウディヤナバンダ）、肛門（ムーラバンダ）の３つのバンダです。

これらを引き締めることにより体の軸を安定させます。この引き締める力＝バンダを軸とし、数あるヨガのアーサナ（体位）を作ることで、**「丹田《たんでん》」「インナーマッスル」「コアマッスル」**といった体幹を作る深層筋を鍛えていくのです。

あまり知られていませんが、バンダにはこの３つのほかに、手（ハスタバンダ）と足（パダバンダ）のバンダもあります。パダバンダは足のアーチを強化し、下半身全体の筋肉を引き締めて調子を整えます。

私が取り入れたのは、まさしくこの「足のバンダ」です。

足の指の付け根はしっかり床につけたまま、足の指だけを反らせて拡げるように上げると足裏のアーチは高くなります。

このときにふくらはぎ、太もも裏、お尻などに力が入っていることを確認してください。その力と足裏のアーチの高さを維持したまま、そっと足の指を下ろします。

わかりにくければ足の指は上げたままにしてみます。**そうすると足首全体を締めることができ、体幹を安定させることができるのです。**

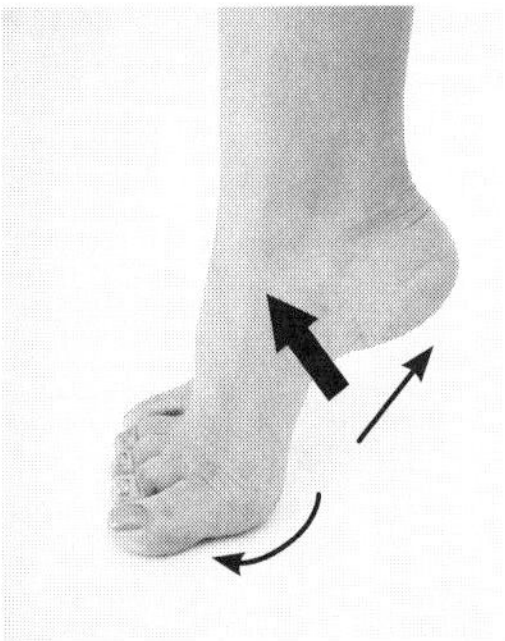

つま先立ちになると足底腱膜が引っ張られ、内側アーチを高くする。

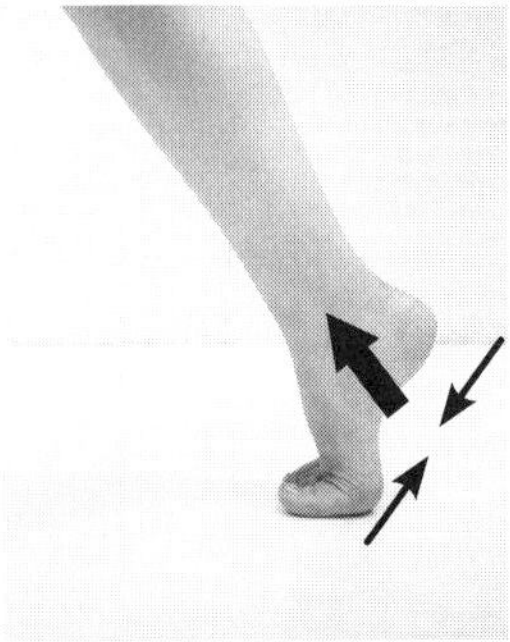

踏み切るときはウィンドラス機構により、足底腱膜の前足部の張力は後足部に移動。後足部を前足部に引きつける。

足の指を反らせると足裏のアーチが上がることは、西洋医学でも解剖学的に解明されています。それが**「ウィンドラスメカニズム」（ウィンドラス機構）**です。

つま先が上がることによって足の指についている筋肉が引っ張られ、足底腱膜が巻き上げられ、足裏のアーチ（土踏まずを含む）が一番高くなるというのは足の自然な動きです。

足の指を上げることによって足裏のアーチが上がる……ということは、「つま先立ち」になっているときも当然アーチは上がることになります。踏みきる（蹴る）という動きでも土踏まずは上がります。ただし、指が曲がっていないことが前提条件になります。

バレエダンサーがトゥシューズを履いて、つま先で立つ姿勢を「ポワント」といいます。指を反らせてはいませんが、ポワントでも足裏の筋肉が非常によく使われ、土踏まずが高く上がっているのがわかります。

足のバンダで足首を安定させる

足のバンダで足首が安定すると、足首が内側に倒れたり、外側に倒れたりしなくなり、次のような足の形になることを防ぐことができます。

●**外反足**＝いわゆる扁平足。足首が内側に倒れ（外がえし）、内側縦アーチ（土踏まず）が低くなる。O脚に多い。

●**内反足**＝いわゆるハイアーチ。足首が外側に倒れ（内がえし）、内側縦アーチが高くなる。X脚に多い。

しかし、X脚であっても年齢とともに開帳足《かいちょうそく》（足の横アーチが崩れ、足幅が広くなってしまっている状態）になり、土踏まずも落ちてくる場合がほとんどです。そこに外反母趾やハンマートゥ（足指が曲がって固まった状態）などの症状が入ってくると、より足裏の筋肉が使いにくくなっていきます。

足首が安定していない外反足や内反足は、クセや習慣でも強くなるので、O脚やX脚の入り口とならないためにも意識すべきところです。

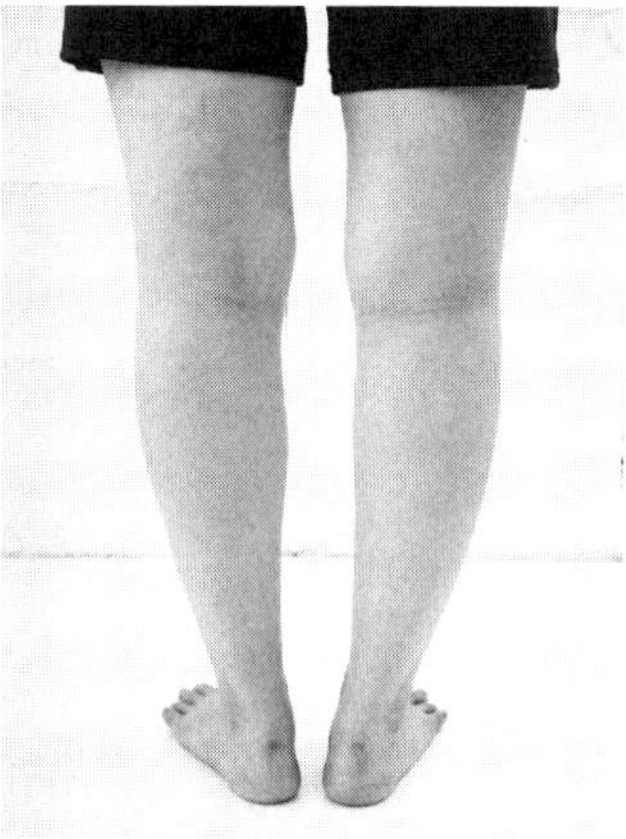

外反足でO脚。

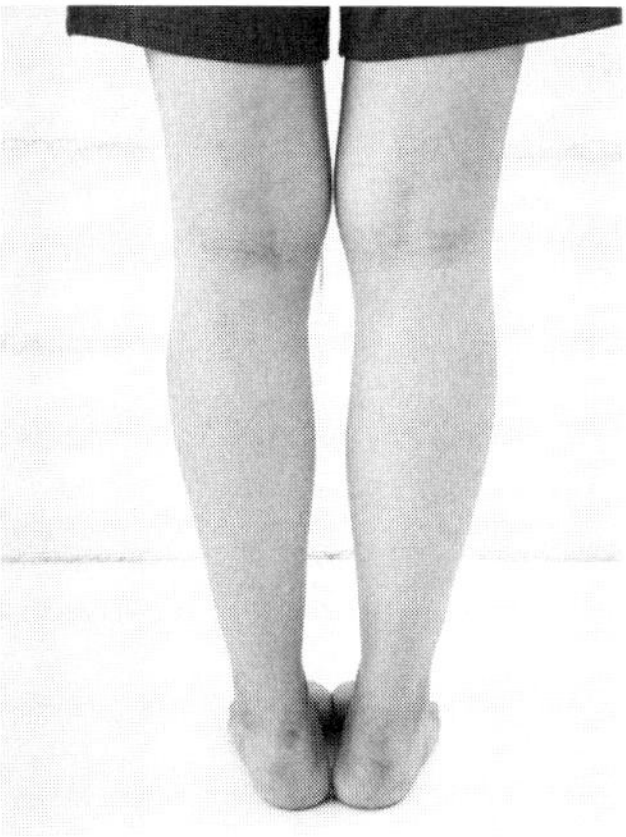

内反足でX脚。

【基本2】太ももを外に回す力を作る!

体の後ろ側を強くするためには股関節外旋が必須

股関節外旋とは太ももを外側に回すことです。

体の筋肉の作り方には実はルールがあります。パソコンにはショートカットキーというものがありますね。例えば強制終了させるには「Ctrl＋Alt＋Delete」キーを同時に押します。ひとつでも指を離してしまうと目的は達成できません。

筋肉を動かすときにも似たようなことがいえるのです。いくつかの動きを重ねて初めて目的の筋肉にたどりつくのです。

体の後ろ側の筋肉はいろいろありますが、特にひざ痛患者に強化していただきたい筋肉は次の3つです。それらの筋肉を鍛える動きは以下のようになります。

①膝窩筋・・・・・・・・股関節外旋
②殿筋・・・・・・・・・股関節外旋＋股関節伸展
③ハムストリングス・・・股関節外旋＋股関節伸展＋ひざの屈曲

このひとつひとつの動きを力を抜かずに行なえば、目的の筋肉を効率よく鍛えられます。お腹を凹ませてやってみてください。反らせると結果につながりません。

①膝窩筋《しっかきん》という筋肉はひざを曲げる筋肉です（次ページ参照）。この筋肉が弱化するとひざが過伸展してしまいます。ひざが過伸展している０脚にひざ痛が多いことを考えると、できるだけ早めに脚を正しくまっすぐにするほうがいいのです。

②年齢を重ねるにつれ男女ともに変化するのがお尻の形です。正しいヒップアップに必要な殿筋を鍛えるには、股関節外旋＋股関節伸展の動きが必要です。

③高齢になり「腰が曲がる」とよくいいますが、曲がるのは腰ではなく股関節です。それを防ぐには後ろに蹴り上げる筋力が必要です。ハムストリングスを鍛える

には、股関節外旋＋股関節伸展＋ひざの屈曲です。

①②③の筋肉を鍛えるために、どれにも必要になってくるのが股関節外旋です。

膝窩筋《しっかきん》の鍛え方

膝窩筋という筋肉の名前を聞いたことがありますか？　たくさんの方にこの筋肉について説明してきましたが、ほとんどの方が「それはなんですか？」という反応です。でも、とても重要な筋肉なのです。

足のバンダを行なってもふくらはぎや太もも、お尻に力が入らない人がいます。それは37ページ右下の写真のようにひざが過伸展している人です。

第1章でも書きましたが、不良肢位で意外に多いのがひざ過伸展です。O脚でもX脚でも共通項としてひざ過伸展があります。なぜひざが過伸展してしまうのかを調べていくうちに、**「膝窩筋」**という筋肉にたどり着きました。

●この膝窩筋の筋力が低下するとO脚タイプのひざ過伸展になります。
●この膝窩筋が短縮するとX脚タイプのひざ過伸展になります。
●ひざの過伸展を防ぐには、この膝窩筋を鍛えるのが早道です。

膝窩筋を鍛える一番の方法は「鉄棒にぶら下がってひざを曲げる」ことです。

でも近所に公園もないし、自宅にぶら下がり健康器もないし……。そういう方でも大丈夫です。太ももを外側、ふくらはぎを内側に回す力をつけるということなのです。太ももを外側に回すとふくらはぎの内側が前面に出てきますね。その力を強くしていくのです。言葉で表現すると難しく感じますが、やってみれば意外と簡単です。

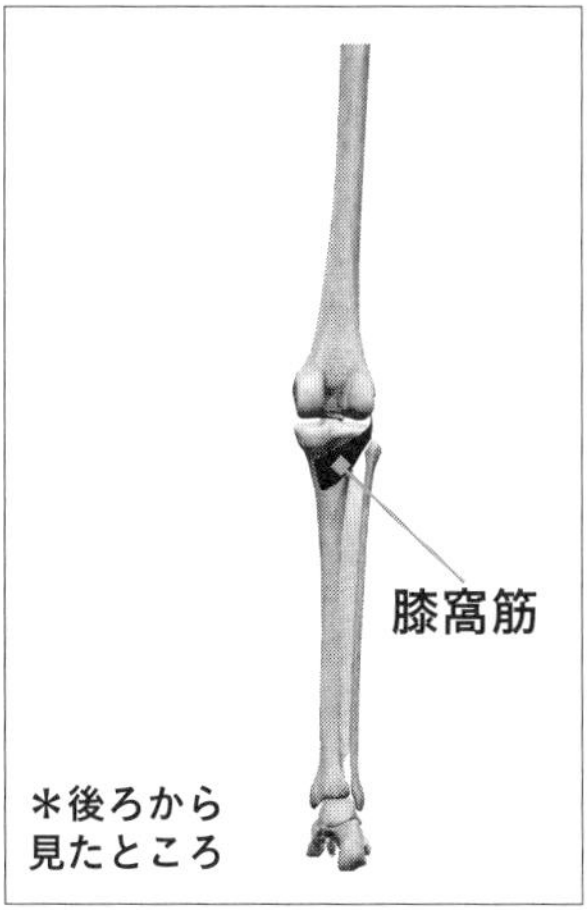

かかとスライド

①足を前後に開いて立ちます。
②重心は後ろ脚に乗せたまま、前脚のつま先を軸に、ひざを伸ばしたままかかとを前方にスライドさせ（床をこするように）、できるだけ足が真横を向くように太ももの付け根を外側に回します。イチ、ニーのリズムです。やりやすいようにと、ひざを曲げてかかとを踏み変えてはいけません。ひざを伸ばしたまま、太ももの付け根を回す力で足が真横になるようにします。
③かかとを元に戻し、10回ずつを目安に両

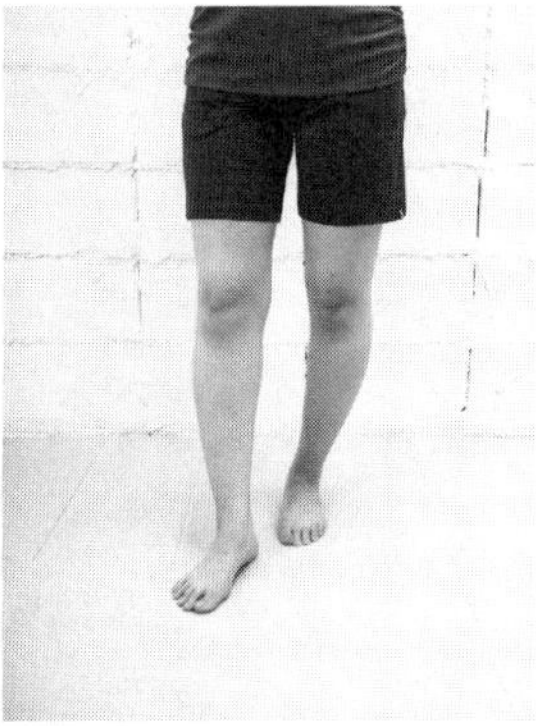

①足を前後させて、後ろ脚重心で立つ。

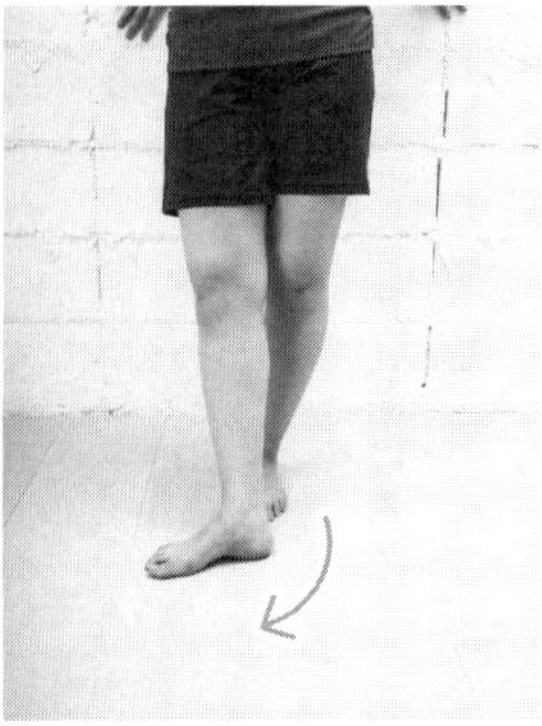

②前脚のひざを伸ばしたまま、つま先を軸にしてかかとをスライドさせつま先が真横を向くまで回す。

足でやってみましょう。

かかとをスライドさせるときには、後ろ脚にもしっかり力を入れましょう。息を吐きながらスライドさせると力が入りやすいです。

【基本1】の「足の指を上げる」を意識して行なうと、より効果的なトレーニングになります。

力が入るので、後ろ脚のひざの過伸展が気になってくると思いますが、太ももの付け根を外側に回すトレーニングなので、慣れてきたら後ろ脚は少しひざを曲げてもか

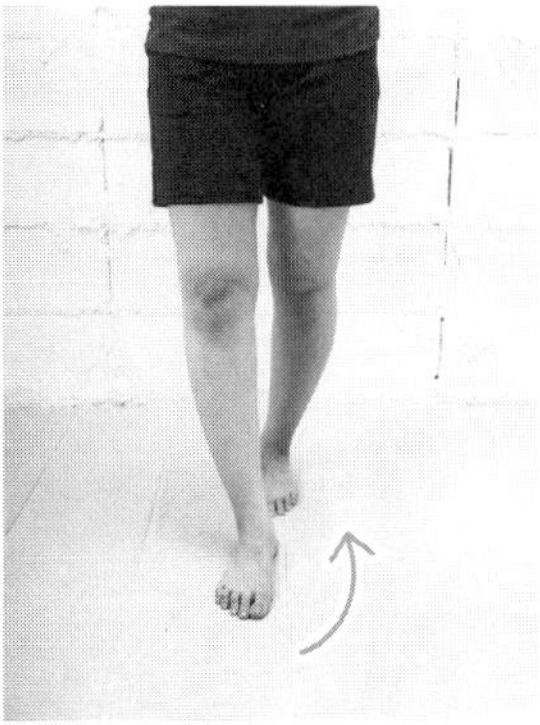

③かかとを元に戻す。後ろ脚も太ももを外に回すように力を入れておく。

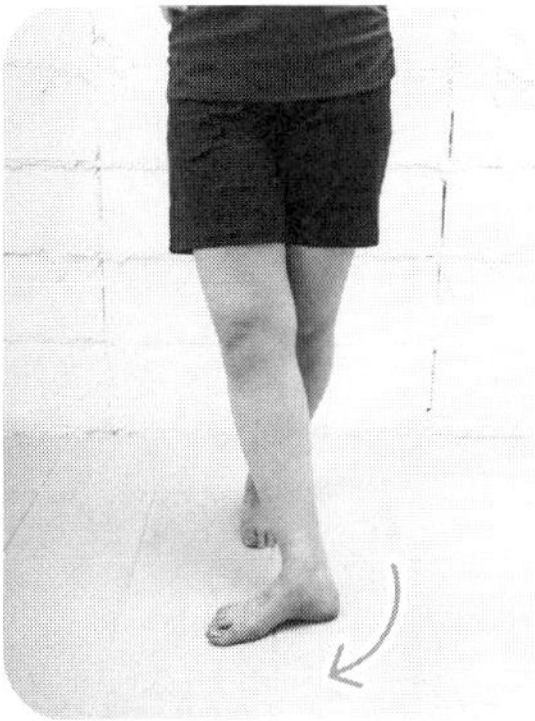

何度かやるうちに、モデルの脚が締まっていった。

まいません。太ももを外側に回すことを優先しましょう。スライドディスク（左下写真）や布などすべるものを前足のかかとの下に敷くと、よりスライドさせやすくなります。

第1章のO脚の説明で書いたように、O脚は内反膝で、大腿骨を内側に回すのは得意ですが、外側に回すのは苦手です。

X脚はもともと股関節が外向きになっている場合が多いのですが、ひざ痛を起こすタイプはそもそも股関節が硬いので、この運動でしっかり太ももを外側に回すようにしましょう。

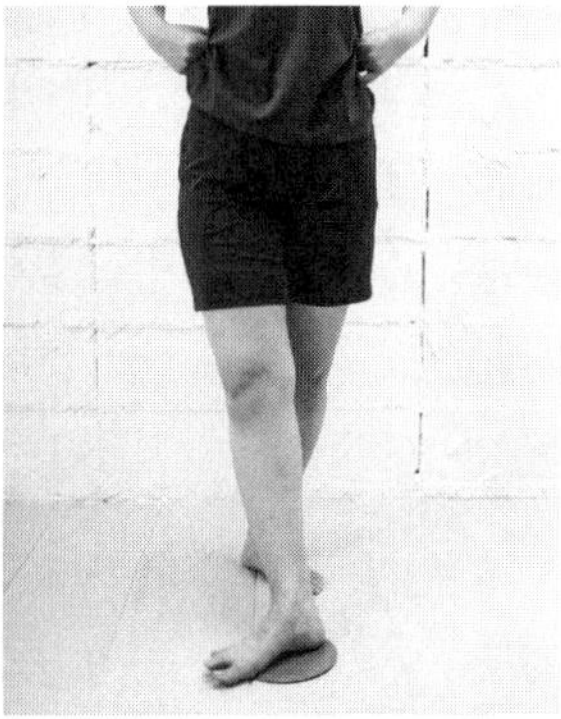

かかとを床に押しつけながら足首付近を伸ばす「縮め伸ばし」。

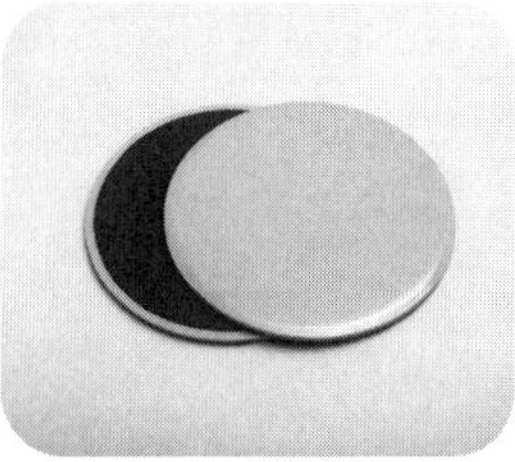

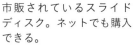

市販されているスライドディスク。ネットでも購入できる。

何度か行なうだけでも右ページの写真のようにＯ脚でも脚がまっすぐに、下半身全体も引き締まってきます。

そしてここでの「縮め伸ばし」は「かかと」です。かかとを床に押しつけるようにしながらふくらはぎの内側、かかとまでの筋を伸ばすようにすることで運動効果が変わります。特に、立っているときは足が回内している（扁平足、Ｏ脚）のに、寝ているとき（重力がかかっていないとき）はかかとの骨が内側に倒れている……などという人はかかとの骨を安定させる筋力が低下しています。しっかり意識して「縮め伸ばし」を行ない、筋力を強化しましょう。

そしてもうひとつ意識してほしい場所は、かかとから足の小指の付け根のライン、足裏のアーチでいうと外側縦アーチです。小指をしっかり拡げてこのラインの「縮め伸ばし」を行なうととても効果的です。

【応用】太ももを締める脚チャック

①かかとを軽くつけてつま先を少し拡げ、ひざをつま先の向きに合わせ、軽くしゃがみます。太ももを外向きに回して、上体は起こしたままです。

②かかとからチャックを締めていくように、できるだけ太ももを外向きにする力を維持したまま、両脚のすき間がなくなるように内股に力を入れて脚を伸ばします。

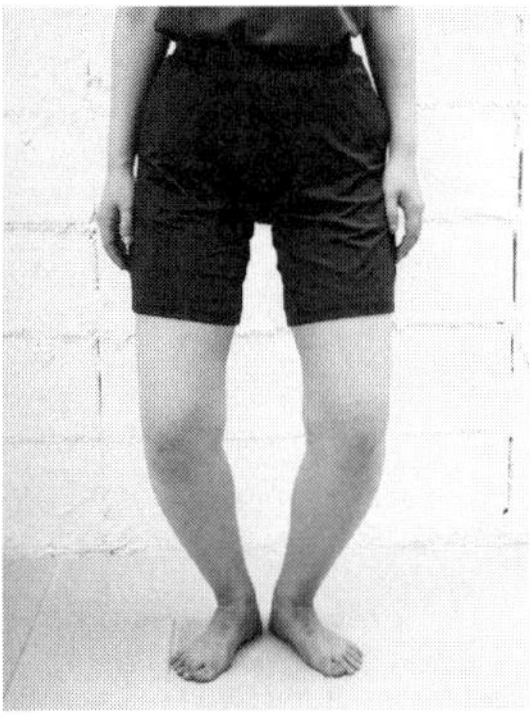

①つま先を少し拡げ、ひざをつま先の向きに合わせ、軽くしゃがむ。頭は起こす。

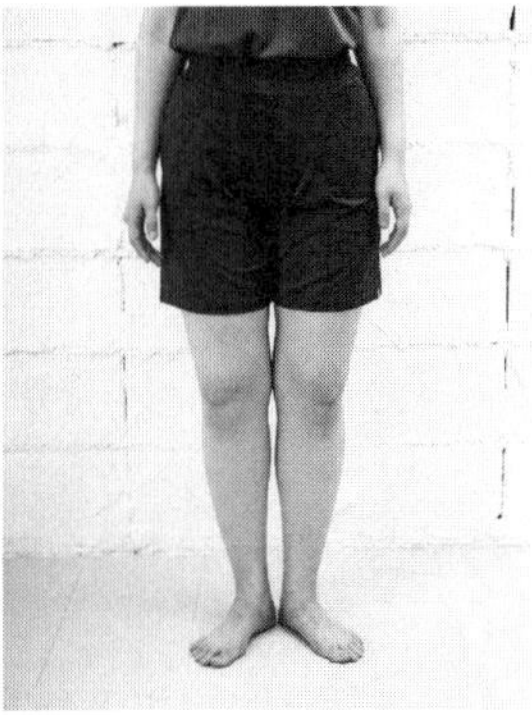

②太ももを外向きする力と内ももがくっつく力を入れて脚を伸ばす。

この運動でも「かかと」を意識しましょう。足の親指の付け根を浮かさないで、小指を拡げながらかかとをくっつけます。かかとの骨を立たせるような気持ちで引き締めます。かかとについてはこのあとの【基本３】で説明します。

ゆっくりとしたイチ、ニーのリズムで行ないます。この運動のときも【基本１】のように足の指を拡げ、床から上げるように反らせて行なうと、よりトレーニング効果があがります。１日に何度でもやってみましょう。

なぜ太ももを外向きに回すのかは「膝窩筋」の働きを知るとわかります。１２２ページからの「膝窩筋の鍛え方」をおさらいしてください。

この「脚チャック」での動き方②にある「両脚のすき間がなくなるように内股に力を入れて脚を伸ばす」は、本当は【基本４】にしたいくらい大事な筋肉の動かし方です。

これは**股関節の内転**という動きになるのですが、この締め方を間違っている人はお腹が締まりません。締めているつもりでも、ひざを内側に向けて（股関節を内旋させて）いたり、骨盤を前傾させ腰を反って行なっていたら内股に力は入りません。それは腹筋とリンクするのです。ですから、この「脚チャック」は太ももを外側に回した状態をキープしながらやることに意義があります。

太ももを外側に回す動きというのは体幹を安定させるために非常に重要な動きです。ヨガや太極拳だけでなくダンスや球技、陸上競技などあらゆる動作の中にこの股関節外旋という動きが入っていますから、自分のやり方を変えてみるのもひざ痛から逃れる方法です。

ひざ痛を引き起こすひざの過伸展を止めるには、この力がなければいけないと知ったとき、私は感動しました。そしてプリッとしたお尻を作るにも、ハムストリングスがちゃんと働く締まった太ももを作るにも、この外旋力は不可欠なのです。

【基本3】かかとを引き込む力を作る！

かかとを引く（後方へ巻き込む）力さえあれば一生立って歩ける

いかにひざに負担をかけずに動くか……それは体の後ろ側を使えるかどうかにかかっています。私は長年にわたり、体に問題のあるたくさんの方の歩行を動画に収め検証してきました。そこで出た答えは、歩行において問題のある人は

かかとから足指への重心移動が行なわれていない。

ということでした。足裏全体を地面に接地させて歩くのでどんどん歩幅が狭くなっていくのです。それは同時に太ももが後ろ側に伸びなくなっていくことにもつながるので、当然のようにお尻は下がっていきます。

足指で床をしっかり押さえていないので巻き爪にもなります。足指が浮き上がったままの**「浮き指」**にもなります。

足首が背屈《はいくつ》しない（つま先が上がらない）、その原因を探っていると、ひざ痛の多くの方の苦手な動きがわかってきました。ひざが曲がっているときにつま先が上がる、歩行での前脚の状態です。

土を掘るときに**「くわ」**を使いますね。ぐさっと深く刃を土に差し込み、土をかき出す道具です。かかとにもその役目があるのです。

歩行では、かかとが地面に着いたあと、かかとがハムストリングスに近づくほうへひざ下を巻き込んでいくように後方へ曲げます。

こうして文章にすると難しそうですが、やっていることは簡単です。それを意識して力を入れる

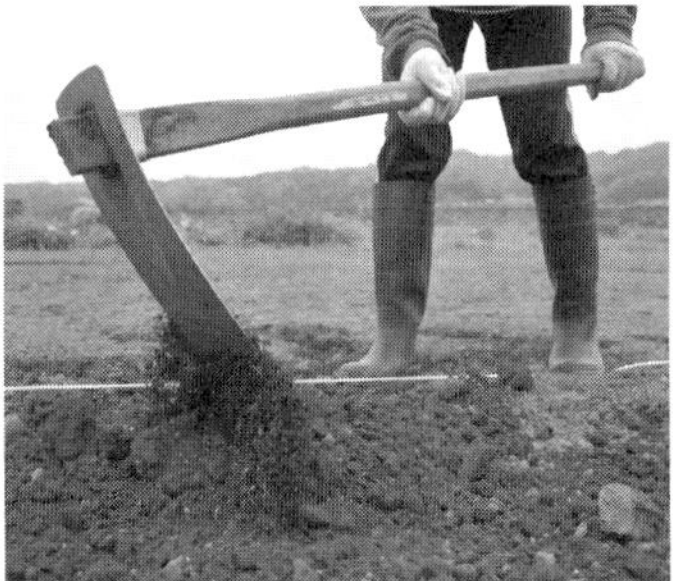

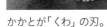

「くわ」のイメージで歩いてみよう。

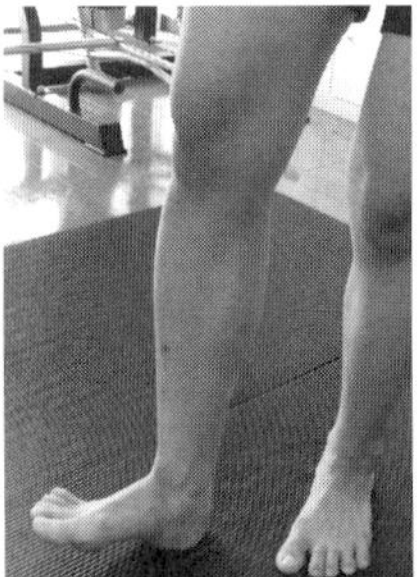

かかとが「くわ」の刃。

ようにすると、その力の反動だけで全身が前へ進んでいます。その後、足指の腹で地面を蹴るとさらに前へ進みます。

かかとを引き込む力を出そうとすると、自然に脚の後ろ側、体の後ろ側に力が入ります。それこそが「立つ」「歩く」動作においてとても必要な筋肉です。後ろ側に力が入るという事は前側が伸びるということです。

このことをお教えすると皆さん、ぐいぐい人を追い抜いて歩けると報告してくださいます。かかとを接地した瞬間に後ろに引くように歩くと雨の日でもすべりません。この秘訣を子供の頃に知っていたら、もっと速く走れていたと思います。

立つときも同じです。

かかとを後方へ引こうとする力だけで立つことができます。

床がどんどん鳴ってうるさいんじゃない？　などという心配はご無用です。

かかとを真下に踏みつけるのではなく、後ろに引く力が入るのでどんどん音がすることはありません。

陸上選手などのアスリートはつま先で走ってるのでは？　と疑問に思う方もいるでしょう。アスリートたちはつま先で走っていても、蹴り上げる力となる後ろ側の筋肉が使えています。ここが大きな違いです。筋力が弱化してひざ痛を起こしている人やひざが過伸展している人は、まずひざを軽く曲げた状態でかかとを後ろに引く（つま先を上げたまま）練習をおすすめします。

「力が出ないな」と思った人は足首の靭帯がゆるくなっていて、つま先を上げる力が弱いのかもしれません。あるいはアキレス腱が硬くなっているのかもしれませんし、太もも前の筋肉に力が入らなくなっているのかもしれません。

ひざを少し曲げた状態で、かかとから接地して最後に足指で床を蹴るところまで一連の動きができることが、ひざ痛にとっての最難関である**「階段を下りる」**という動作につながっていくのです。

階段を下りる瞬間に後ろ脚になるほうの太もも前の筋肉が、力が入ると同時に伸びる動きをしないと前へ降りられません。

このときの状態は「ひざが曲がった状態で、足首を背屈させ（つま先が上がった状態）、さらに足指の腹で階段を押す」というもので、ひざの過伸展があるとひざが上手く曲げられなくなっています。

ひざが痛い理由は、太もも前にある骨盤につながっている筋肉（大腿直筋）が硬くなってしまっているからです。この筋肉は股関節伸展時に伸びるほうの筋肉です（縮むほうはハムストリングス）。

正座を練習してほしいのは、少しでも太もも前を伸ばすようにするためです。やらないとどんどん筋肉が硬くなってしまいますよ。

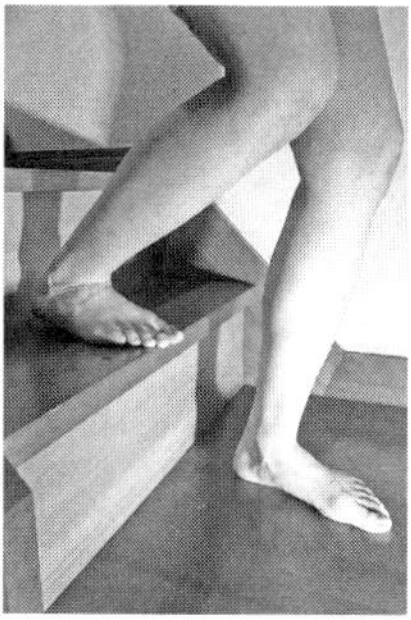

後ろ脚ひざを曲げた状態で足首を背屈。

かかとの骨を正しい位置にする

かかとの骨は、踵骨《しょうこつ》といいます。

この踵骨がどんな形をしているのかというと、実は丸いのです。どんな地面にもローリングの動きで対応できるように丸くなっています。ということは、障害も起きやすいということになります。

足裏にはその人の全体重がかかってくるのですから、何かの理由でバランスが崩れてしまうと、よほど意識しないと改善は難しくなります。

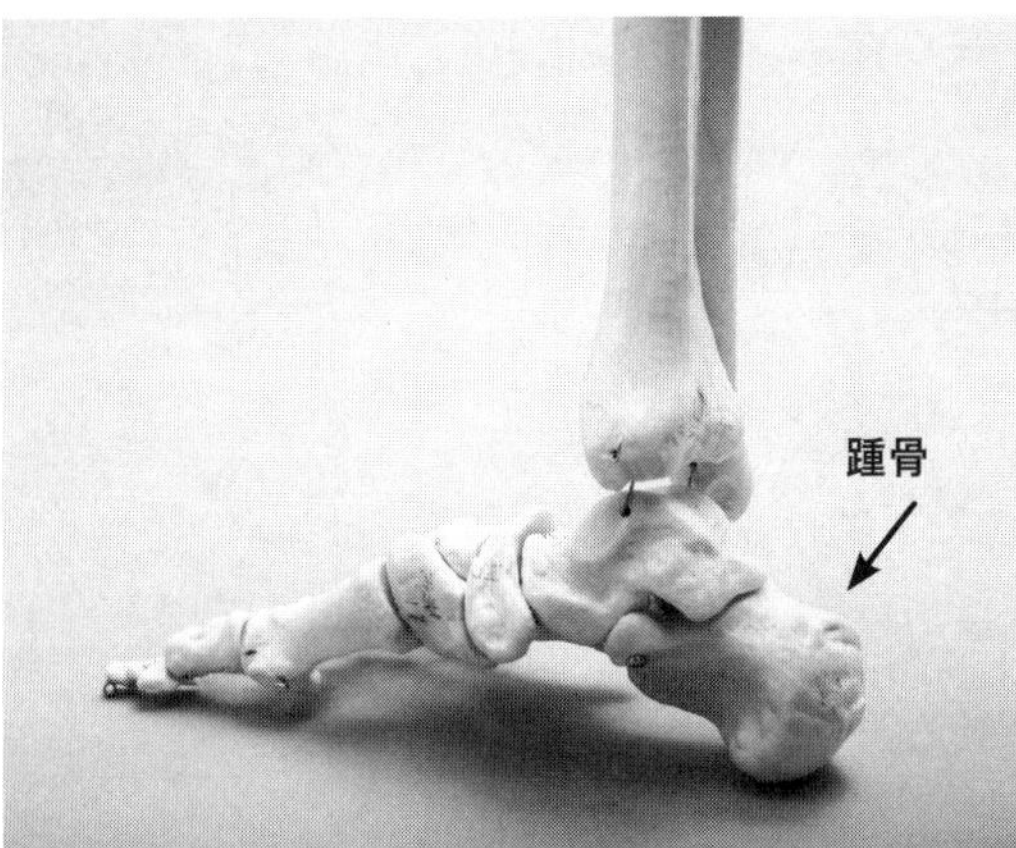

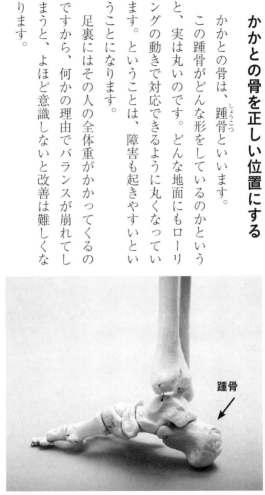

かかとを引くだけ

①床に寝ます。ひざを曲げ、かかとだけを床につけ、つま先を起こします。

②かかとを床に押しつけたまま、お尻のほうに引きつけるように力を入れます（かかとの位置は変えません）。ふくらはぎ、太もも裏に力は入りましたか？

③そのまま股関節を開いて太ももを外に回し、かかとを引きつけるように力を入れます。

④さらにその力を維持したまま、お尻を上げると殿筋に効くことが体感できます。お腹には力を入れておきましょう。腰を反らすのではありません。

「かかとを押しつけて引きつける」ことで効果が増し、体の後ろ側をパワーアップします。

⑤この動きは台の上でもできます。このときもかかとを引くようにして力を入れましょう。

⑥片脚上げでさらに強度が上がります。

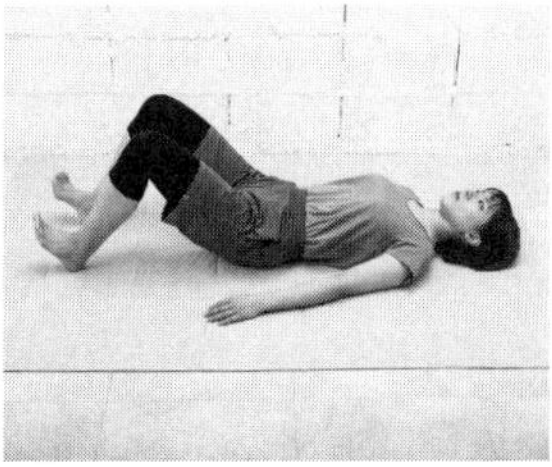

①床に寝てひざを曲げつま先を上げる。

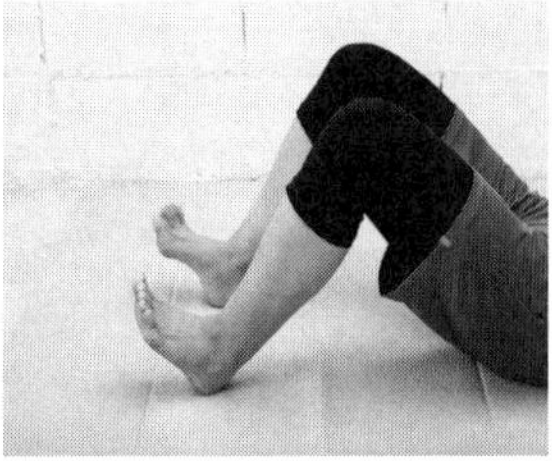

②かかとを床に押しつけたまま、引き寄せるように、ふくらはぎ、太もも裏に力を入れる。

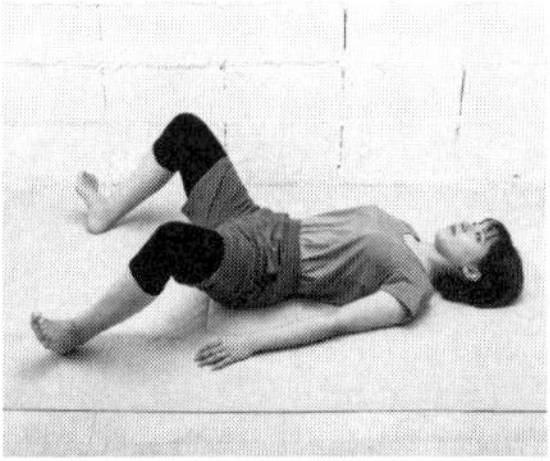

③かかとを床に押しつけたまま、ひざ、つま先を開き股関節を開く。

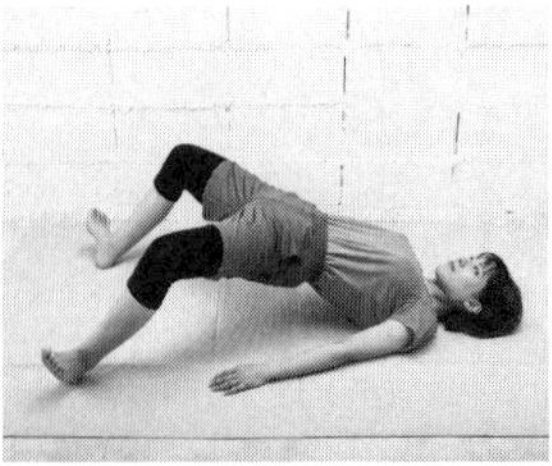

④ここでお尻を上げるとヒップアップ効果がある。腰を反らすのではないことに注意。

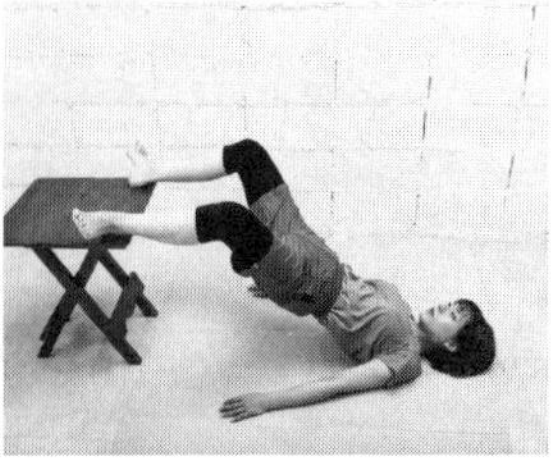

⑤パワーのある人は、安全な台の上でもできる。

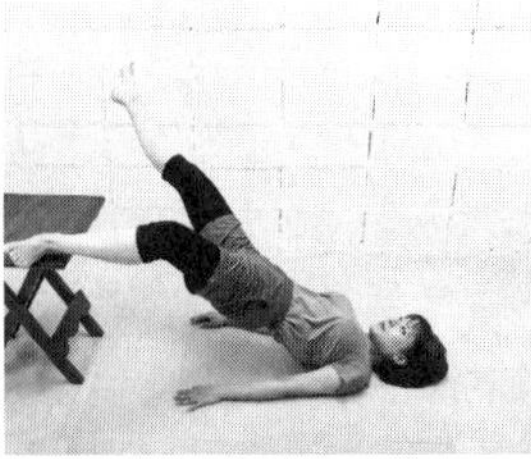

⑥片脚を上げて行なってもよい。

第1章や本章の【基本1】で、足裏の筋肉が衰えて足裏のアーチが保てなくなると、扁平足になったり、ハイアーチになったりすることを説明しましたが、実はそれは骨の位置が正しいところにない、ということでもあります。【基本2】の運動でいくら太ももを外に回そうとしても、土台となるかかとの骨を立ててやらないと、逆に扁平足やハイアーチを増長させてしまうので注意が必要です。

弱っている筋肉を強化できれば「痛み」は消える

ひざ痛を治す【鉄則】がわかったうえで、

【基本１】土踏まずを上げる力を作る！
【基本２】太ももを外に回す力を作る！
【基本３】かかとを引き込む力を作る！

この3つを理解すれば、今までの運動が効果のある運動に変わるのです。歩き方も変わります。ひざを治すだけではなく、より強い体を作るためにもぜひ取り入れてください。

次の章でご紹介する【動き方】では、ひざ痛持ちが苦手な動きをまとめています。**本来単純な動きで使われるべき筋肉が使われなくなっているだけで、「痛み」は引き起こされるものです。**自分が今まで使ってこなかった筋肉を見つけるためにも、ひとつずつ丁寧に動かしてみてください。**弱っている筋肉を動かし、正しく強化できれば、「痛み」は必ず消えます。**その代わりに別の部位の「筋肉痛」が起こるでしょう。それがトレーニングです。バランスよく全身の筋肉を動かせるようになると末端の毛細血管にまで血液が行きわたり、皮膚も滑らかに、張りが出てくることは、多くの方で実証済みです。モチベーションのひとつにもなると思います。

どんな人であれ、毎日加齢は進みます。ここまでにご紹介した簡単な3つの【基本】だけでも十分効果があるので、続けてみてくださいね。

第3章

ひざが痛くなくなる5つの動き方

【動き方1】絶対に足の指は曲げない！

「つかむように歩きましょう」の間違い

「地面をつかむように歩きましょう」といわれたことはありませんか？　「つかむ」と聞いて、私はずっと足の指をぎゅっと曲げることだと思っていたのですが、それは間違いでした。

本当の「足でつかむ」は手で示すと、下左の写真のようになるのが正しいのです。

足の指は伸ばしたまま、これが正解なのです。

でも、そんなこと、誰にも教えてもらったことなどありませんよね。

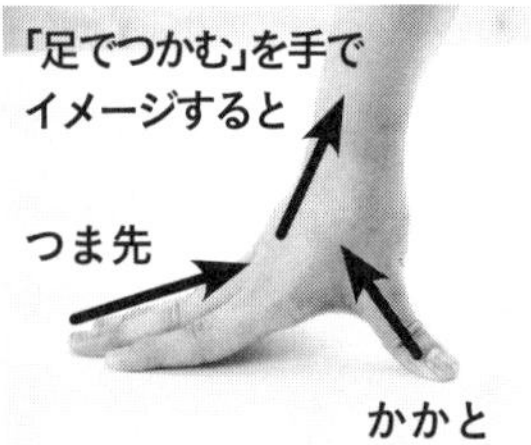

伸ばした足の指とかかとで引き上げるように力は働く。これが本当のつかみ方。

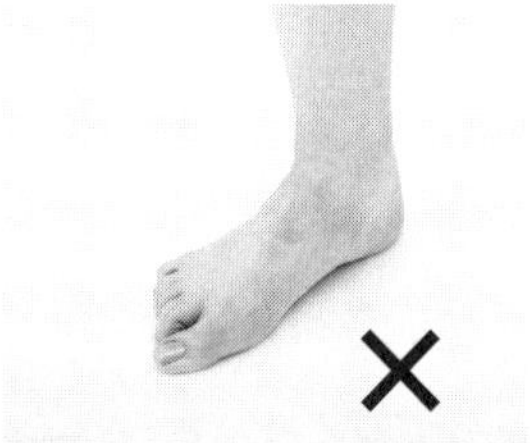

足の指を曲げても地面はつかめない。

どうしてハンマートゥになるのか

足の指を曲げて靴を履いて、指にまめができていませんか？　特に女性の方で、ハイヒールは足の指を曲げて履いてもいいと思っていたら危険信号です。

実は足の指を曲げてしまうと、足裏のアーチは上がらなくなってしまいます。がんばって歩けば歩くほど、扁平足になってしまうと考えていいでしょう。さらにこの形が続くと**ハンマートゥ**（足指が曲がって固まった状態）になってしまうのです。

30代ぐらいまでなら窮屈な靴で曲がってしまった指も、靴を脱ぐと元に戻ります。しかし40代、50代、60代……になってくると靴を脱いでも曲がったままで元に戻りません。

これがハンマートゥです。そうなるとさらに足裏のアーチは落ちていきます。まずは足の指をしっかり伸ばしましょう。

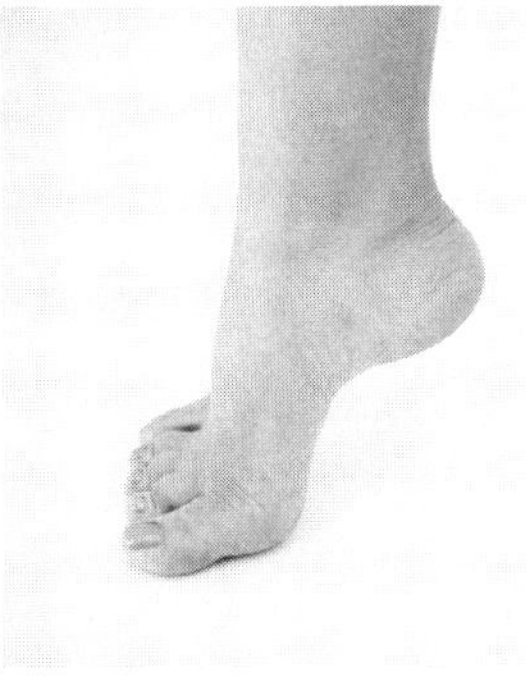

足の指を曲げるクセが続くと足裏のアーチは上がらなくなっていく。

曲がった指を伸ばす

①壁に足の指の腹をつけます。外反母趾などで親指の付け根が痛むようであれば、親指（第1趾）と第2趾の間にシリコンなどを入れて開くと痛みが治まる場合があります。本来の正しい位置に戻すと痛みが出ない場合が多いのです。

②親指から小指は傾斜しているので、角度を変えて小指側も伸ばしましょう。

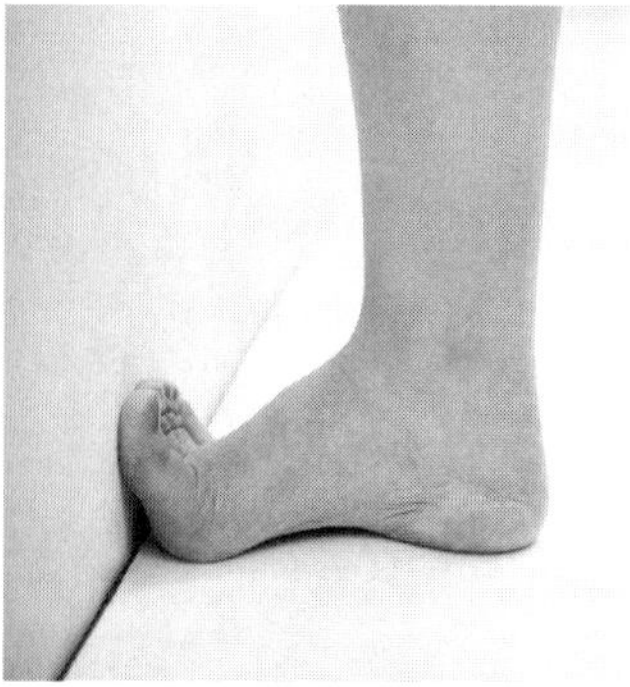

①壁に足の指の腹をつけ、よく伸ばす。

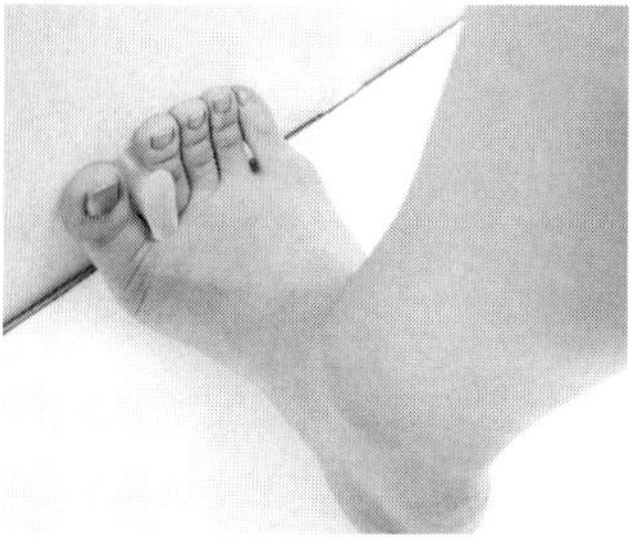

②足の指は親指〜小指にかけて角度があるので、かかとの位置を変え全部の指の裏を伸ばす。

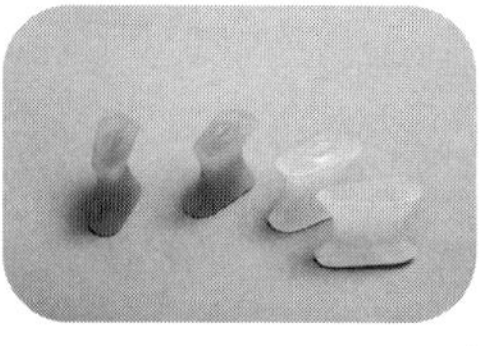

シリコンはDIYショップや100円ショップで購入可能。

①のときに土踏まずがグッと上がっていることをまず確認してみてください。

この指の腹が伸びた感覚で床を蹴ることができるように、足の指の腹をしっかり床につけ、甲を最大限に上げてみましょう。

女性の方のハイヒールもこのように履けたらいいわけです。ただし、甲にある靭帯を痛めて伸びきっている人は無理をしないでください。

では足の指が曲がっていると土踏まずが上がらない理由を説明していきます。

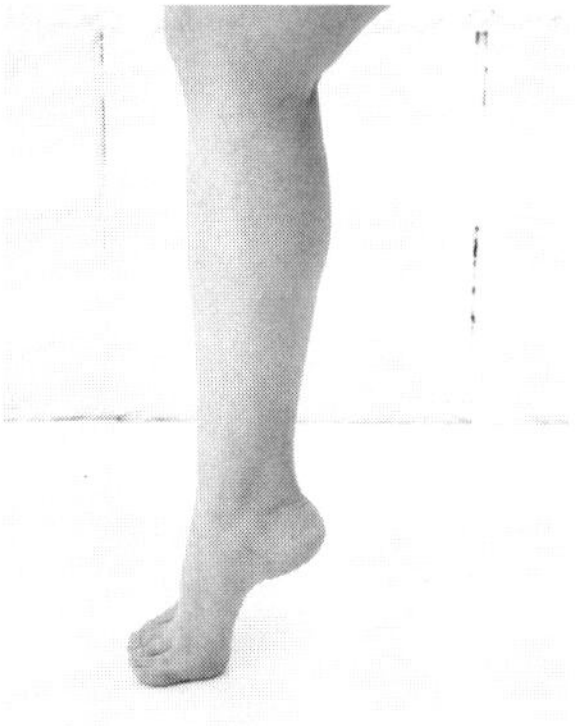

床に足の指の腹をしっかり押しつけて甲を最大限に上げてみる。

なぜ足の指を曲げると土踏まずが上がらないのか

それは**虫様筋**《ちゅうようきん》という筋肉が働かなくなるからなのです。

足裏のアーチは3本あります。そのうちの足の親指の付け根から小指の付け根にある横アーチに無理がかかったり、使いすぎたりした場合、緊張が起こり、虫様筋などの筋力低下が起こります。

指は曲がるのですが、中足趾節関節（MP関節）という指の付け根からは曲がらなくなります。そうなると足指の付け根が開いていき、やがて**開帳足**《かいちょうそく》（足の横アーチが崩れ、足幅が広くなってしまっている状態）になります。そこから外反母趾や内反小趾も起きやすくなります。

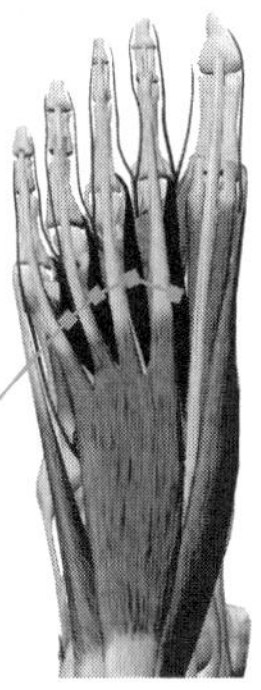

虫様筋は手にもある。

そうなると足裏のアーチ全体も落ちてしまうので、足裏の指の付け根に「たこ」ができます。指を曲げようとする筋肉（長母趾屈筋や長趾屈筋）が強いと、このＭＰ関節は伸びきってしまうのです。長母趾屈筋や長趾屈筋のほうが強く、虫様筋が働かないタイプの足に起こりやすいのは**「ハンマートウ」**です。そこから足の外がえしが起こり、底屈力（足の甲を伸ばす力）も弱くなって、立っているときに足の土踏まずがない状態になってしまうのです。

この虫様筋をトレーニングしているのがバレエダンサーたちです。指を伸ばしたまま付け根で曲げるトレーニングで足裏を鍛えるのです。

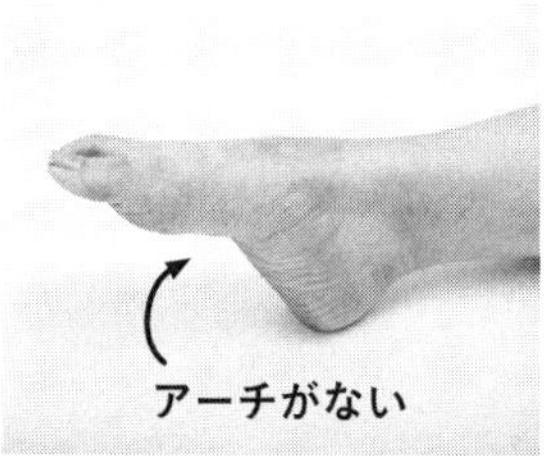

がんばっているのに足の指も付け根も曲がらない足。写真ではアーチがあるように見えるが、実際に立つとアーチが落ちる。

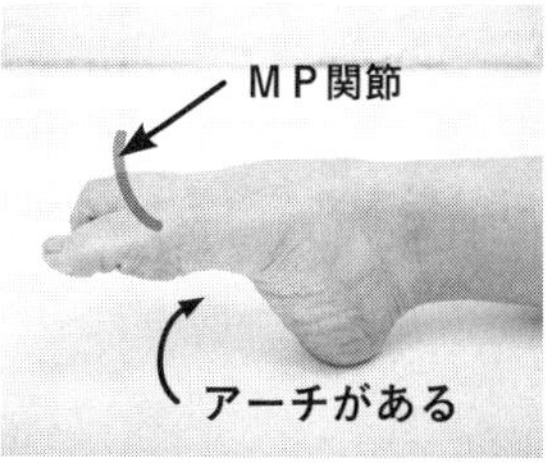

指だけでなく付け根も曲げられたら大したもの。写真では親指があとひといき。

ですから、足裏のトレーニングとしてよく知られる、床に置いたタオルを足の指でたぐり寄せる**「タオルギャザートレーニング」**（下図）を指だけ曲げて行なうのは間違いなのです。指の付け根を曲げてたぐり寄せるようにしなければなりません。

ほんの少し指を伸ばして運動するだけで、体の後ろ側にかかる力が変わってくるのは驚きです。少しずつ指を常に伸ばすように努め、「蹴る」動作のときに指が曲がらないようにしましょう。

そして、足の指の腹に力が入るけれど伸ばすということは「縮め伸ばし」ですね。そのときにしっかり甲が上がってくるはずです。それが本当の意味での「つかむように歩く」ということです。

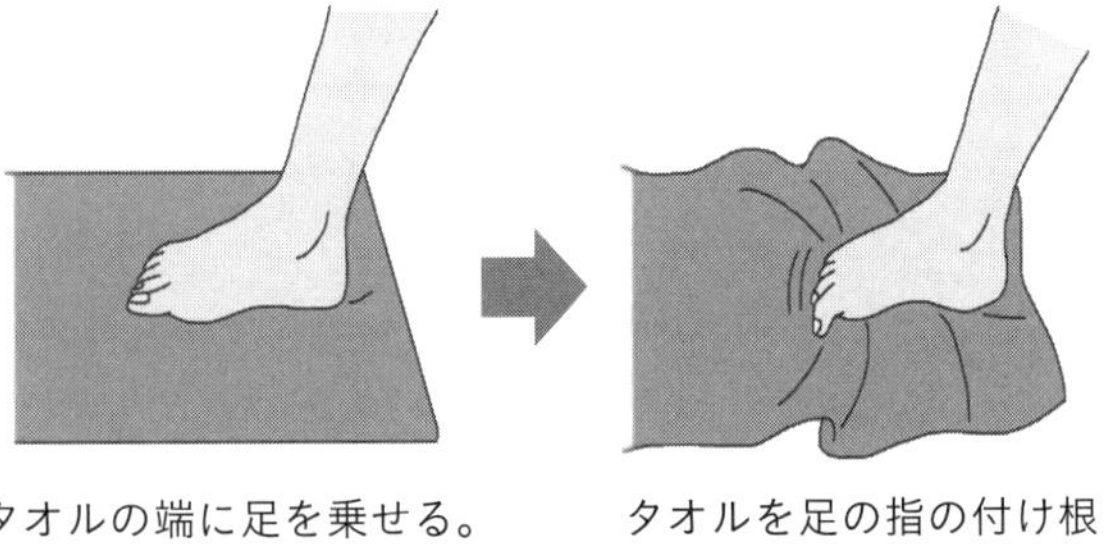

タオルの端に足を乗せる。

タオルを足の指の付け根でたぐり寄せる。

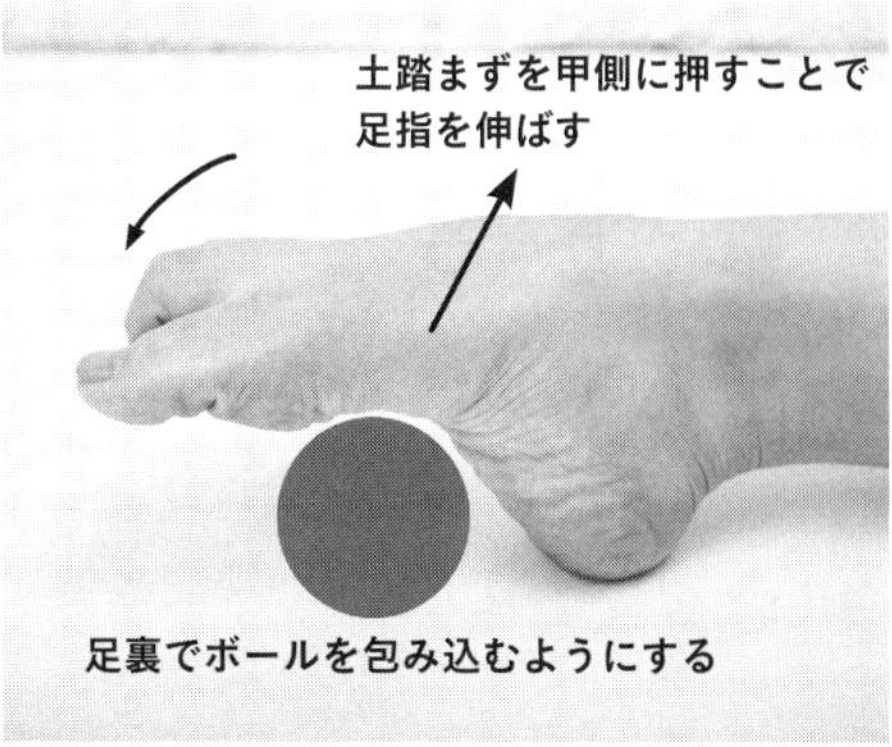
土踏まずを甲側に押すことで
足指を伸ばす
足裏でボールを包み込むようにする

指を伸ばしたまま付け根で曲げる。アキレス腱は、縮むのに足裏でつかむという力により引き伸ばされる「縮め伸ばし」が行なわれる。高度なバレエのテクニック。

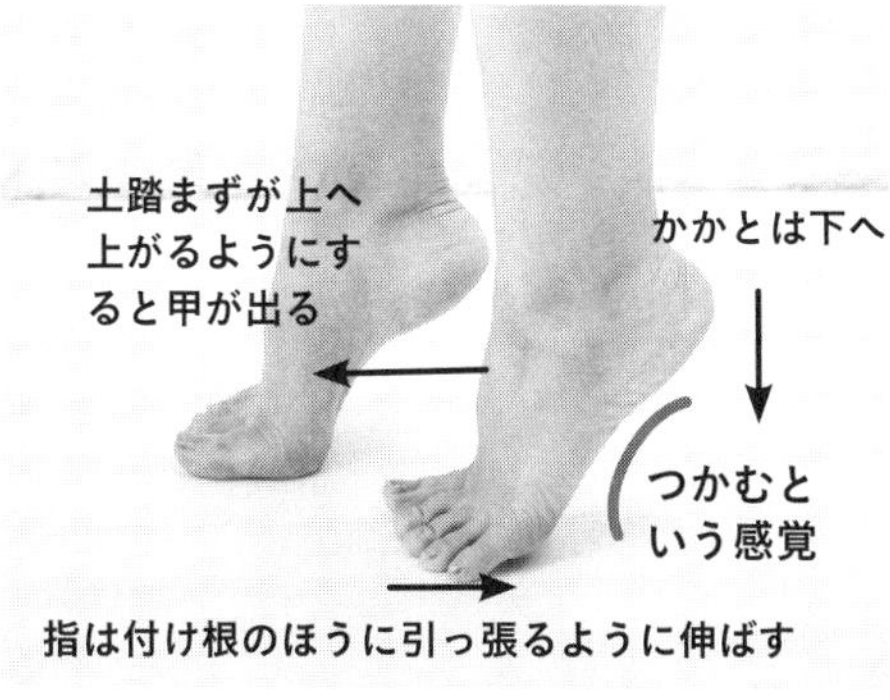
土踏まずが上へ
上がるようにすると甲が出る
かかとは下へ
つかむという感覚
指は付け根のほうに引っ張るように伸ばす

伸びた足の指とかかとでつかむ力は、上に引き上げ、微妙なバランスでかかとから床への重心も働く。

【動き方2】はさむ力を作る！

それ、「骨盤のずれ」のせいじゃありません！

「姿勢が悪い」といわれることに悩んで相談に訪れた中学生の女の子がいました。

「骨盤がずれているんだと思います」

「え？　どうしてそう思うの？」

「電車で座っていても脚が開いているから……」

驚きました。何でもかんでも「骨盤のずれ」を原因とする今の風潮に疑問を感じます。彼女の筋力をチェックしたり動き方を観察していくと、単に姿勢を維持する筋力が足りないのが原因でした。そして、どのようにして姿勢を作ればいいのかがわかっていませんでした。骨盤のずれなど、そう起きるものではありません。ただ腹筋の力や、股を締める筋力、内転筋が弱いせいです。

先日電車の中で目の前に座っていた女子中学生３人（運動部系）は、眠っているわけでもないのに、３人とも股が開きっぱなしで目のやり場に困ってしまいました。「女の子だから股を閉じろ」という話ではなく、男女とも内転筋に力を入れることが日常生活で減ってきているのです。

内転筋とお腹の筋肉は切っても切れない関係です。放っておくと、のちのち生殖器系のトラブルや尿もれに悩む危険性があることを覚えておいてほしいのです。

歩行を動画で撮って検証すると、足を体の中心線から外側に出して歩く人がいます。動画を見るまで自分では気づかなかったという人がほとんどです。このタイプのひざ痛はガニ股系です。

脚が開くだけでなく、どんどんひざも曲がっていくので、前章【基本２】で説明した膝窩筋を鍛えるとともに内転筋も鍛えていきましょう。

内転筋を鍛える3つの運動

【1】股を締めるスクワット

①足を拡げつま先を外側に向け足の指を上げて立ちます。

【基本1】の通り、これで体の後ろ側に力が入ります。足の小指を外に拡げるようにすると効果的です。

②上体が前に倒れないように気をつけながらひざを軽く曲げていきます。

③かかととかかとをくっつける方向に力を加えながらひざを伸ばしていきます。

このとき、かかとの内側が伸びる（かかと

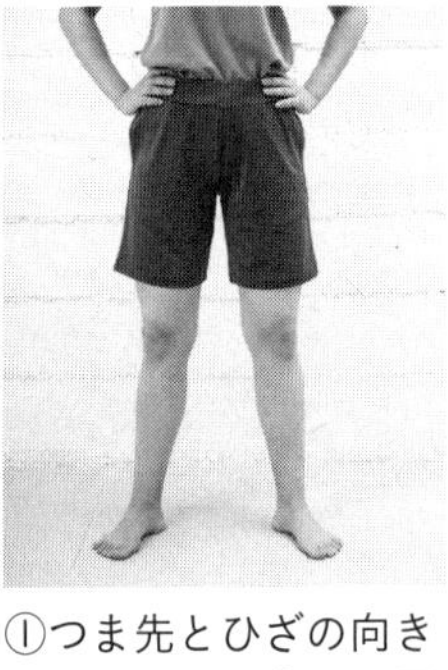

①つま先とひざの向きは同じにして立つ。足の指を上げ、小指を外に拡げると効果大。

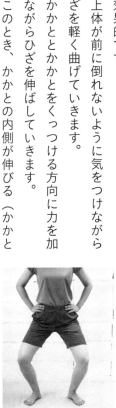

②ひざを軽く曲げる。足元を見ようとして頭を下げないこと。

を立たせる）ように意識すると効果が上がります。【基本３】を思い出しましょう。

股関節を外旋させて力を入れることにより、お尻が上がる効果があります。この運動での「縮め伸ばし」は太ももの内側からかかとまで、さらに足裏でも行なわれています。

つま先を上げず、かかとも意識しないで行なったときと比べてみてください。お尻の上がり方が違いますよ。

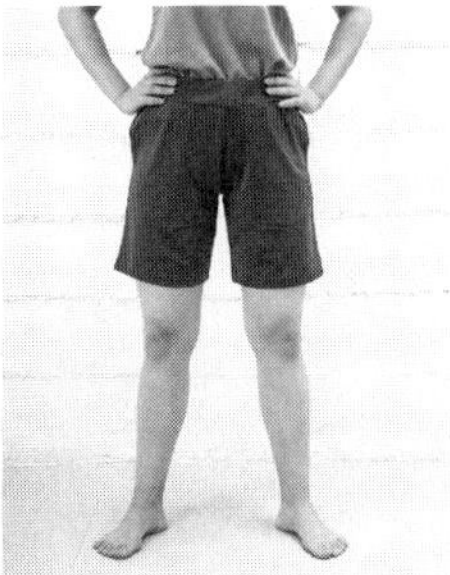

③骨盤の向きも忘れずに。かかとから太ももまでを締める。

【2】脚の内転ヨガでねじりデトックス

①左脚を曲げて床に座ります。
②上半身を左側にねじります。右腕は曲げないようにし、ひじで右ひざを押さえるようにして胴体のねじりを強化させます。このとき、左脚の股関節は内転（内側に）、足首は逆にかかとを軸につま先を外側へ外転させます。

このとき息を吐いて体の力のベクトルを腹部に集中させましょう。顔は斜め上、骨盤は少し前傾させるようにすると、腹部への効果がさらにアップします。

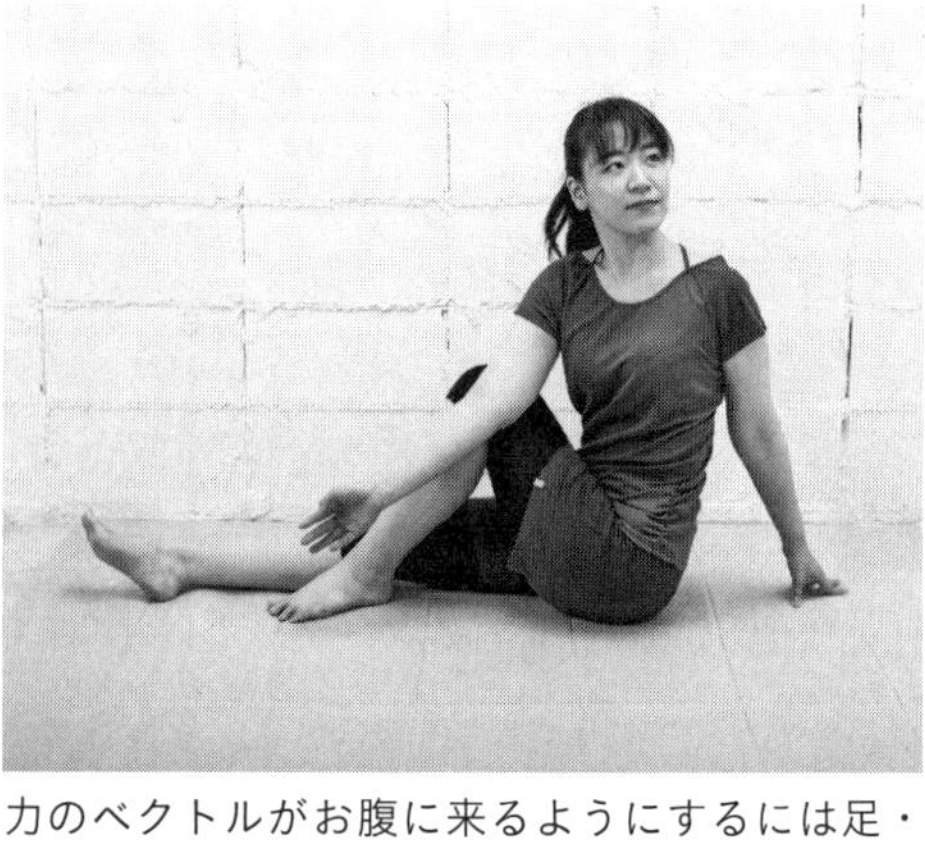

力のベクトルがお腹に来るようにするには足・脚の向きがとても重要。デトックスにもなる。

【3】ひざはお尻で締める

①いすなどに座ります。
②かかと、ひざを両サイドから締めます。このとき太ももを外旋する力も加えて締めると自然にお尻にも力が入り下半身全体が締まります。

【基本1・2・3】を使うと体の後ろ側からひざが締められることもわかります。

座ったときの脚をきれいに見せるには、脚の流れ（ねじり）を作って、甲をしっかり前に出すようにすると、脚が長くきれいに見えます。

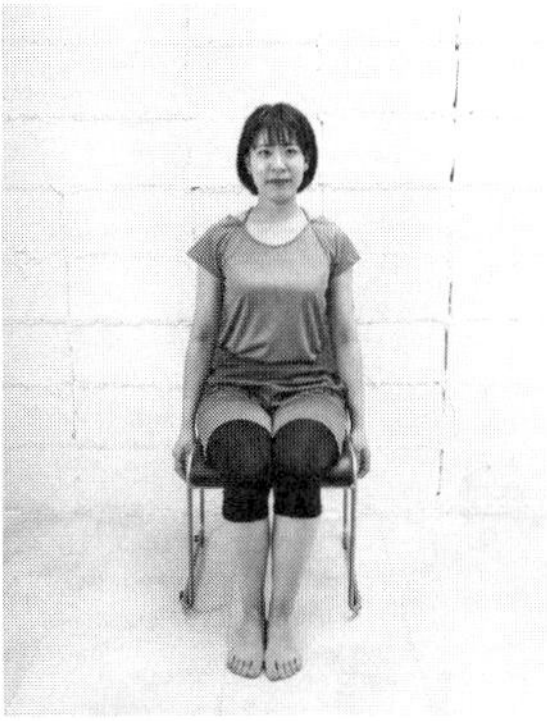

体の後ろ側を使って座ると自然とお腹も凹む。

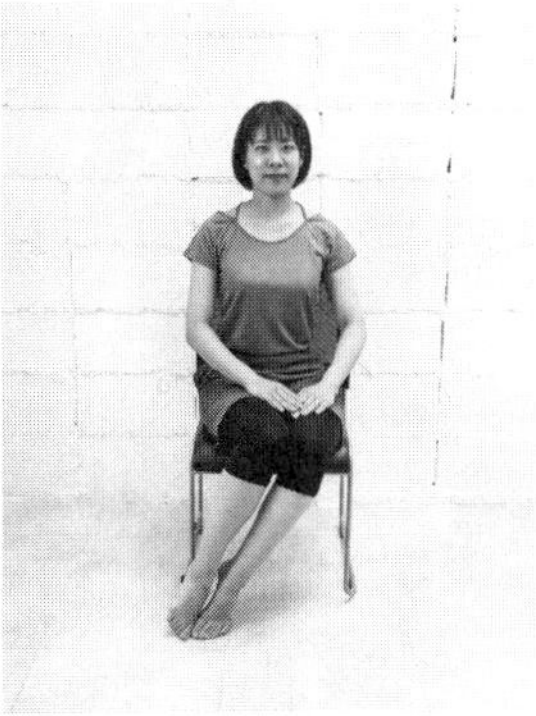

脚の流れ(ねじり) を作り甲を前に出すと脚長に見える。

【動き方3】股関節を伸ばす！

腰を反らせているだけの股関節伸ばしはNG！

初期のひざ痛であれば股関節を伸ばすだけで治ることもあります。「股関節？伸びてるでしょ？」と安易に考えていると、いつの間にか症状が進んでいるので、ひざに痛みがある場合は注意して伸ばしていきましょう。

股関節を伸展させる運動はいろいろあるのですが、ほとんどの人が「腰を反らせているだけ」で股関節は伸展していません。

X脚に多い腰椎《ようつい》過前弯《かぜんわん》（反り腰）の場合、骨盤が前傾しているため見た目では股関節が伸展しているようでも、ただ腰を反らしているだけということが非常に多いのです。正しく行なうためには「お腹を凹ます」ことが必要なのですが、それには蹴る力も関係しています。少しずつ可動域を拡げていきましょう。

股関節が伸展しない間違った運動の例

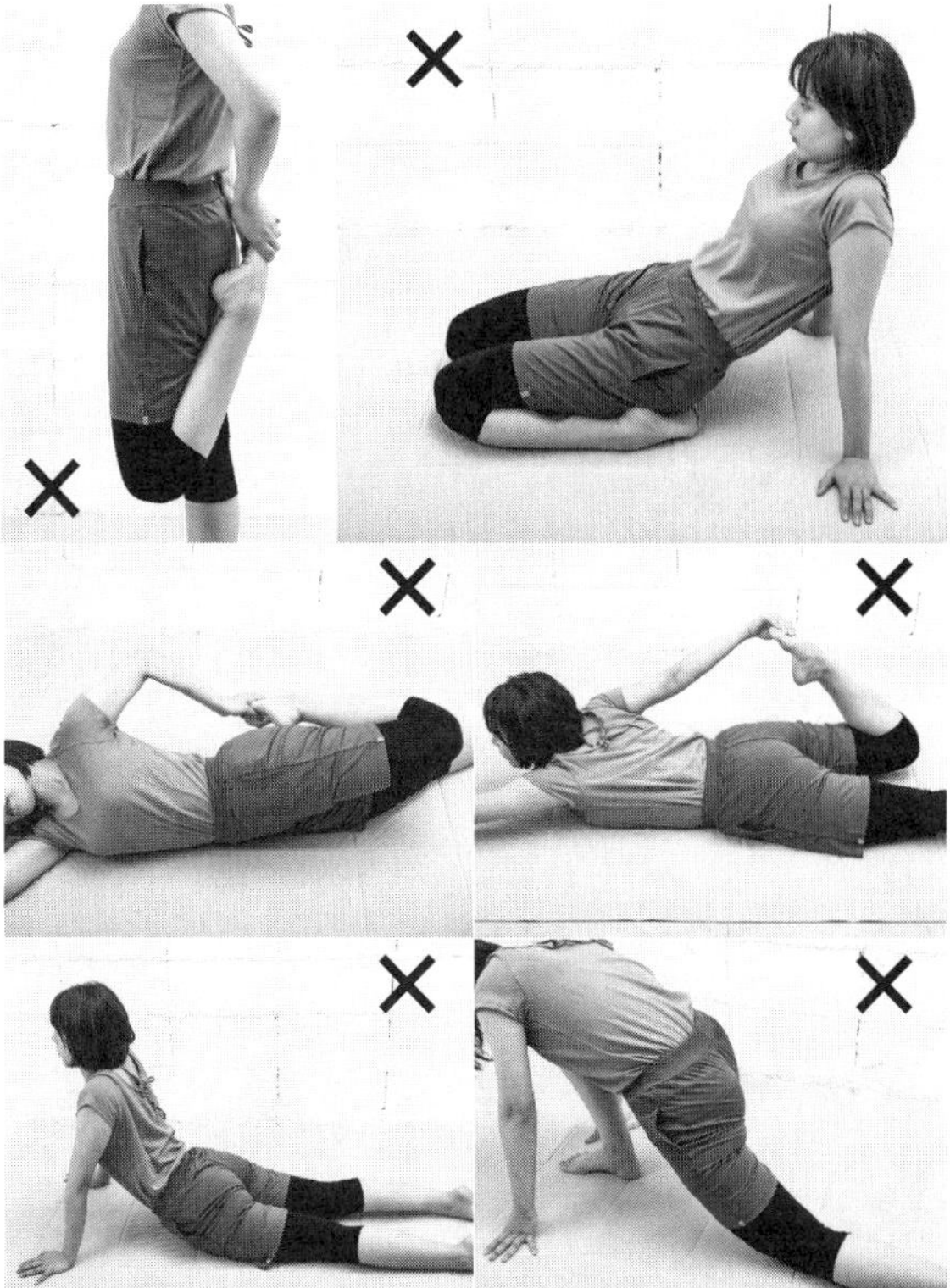

これらの運動では腰を反らせているだけで股関節は伸展しない。

正しい股関節伸ばし4つの動き

【1】台をまたぐように股関節伸ばし

①安定したベッドやいすなどに脚をかけて、またぐように後ろ脚を伸ばします。後ろ脚の太ももは外旋させたり内旋させたり転がすように向きを変えつつ股関節を伸ばします。鼠径部が伸びるようにしましょう。お腹に力を入れて腰が反らないようにします。

②かかとを上げると、より股関節を伸ばすことができますが、腰の反りに注意が必要です。脚を入れ替えて行ないます。

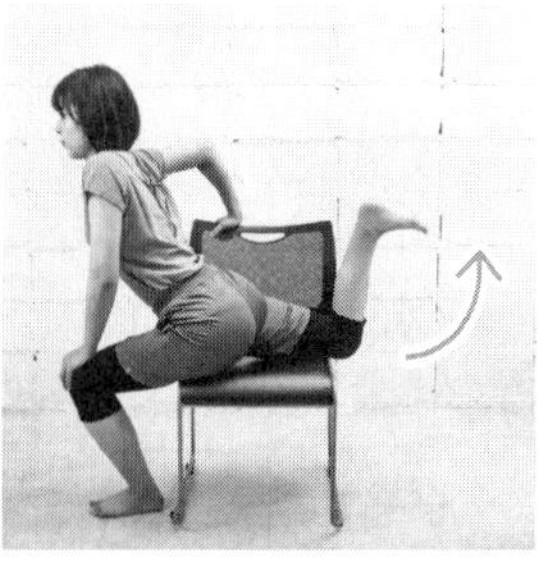

②股関節の伸展のストレッチだが、力が入ってくると殿筋やハムストリングスに力が入り、筋肉強化になる。

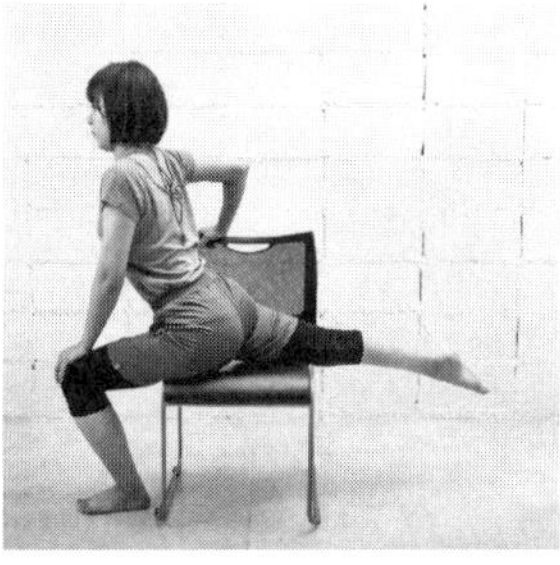

①太ももを押しつけるようにしながら体全体を前に移動させるようにすると「縮め伸ばし」が可能になる。

【2】O脚矯正にもなる股関節伸ばし

①床に腰を下ろし前脚は曲げて、後ろ脚は伸ばします。後ろ脚の太ももを転がすように向きを変えつつ、股関節を伸ばします。鼠径部が伸びるようにしましょう。お腹に力を入れて腰が反らないようにします。

②前脚のひざから下の位置を動かしていきます。前脚の太ももを外旋させ、ひざから下が折りたたまれた位置から、ひざとかかとが真横に並ぶ位置まで少しずつ動かします。O脚の人に多い、ひざから下の外側へのねじれを内側に入れる効果があります。

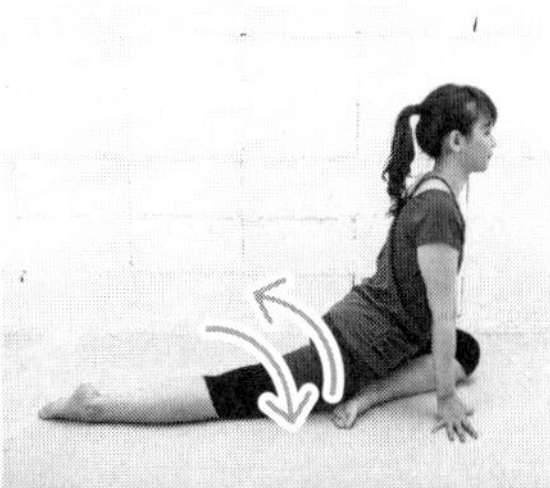

①床に腰を下ろし、前脚は畳んだ状態で後ろ脚を伸ばし、股関節を伸ばす。

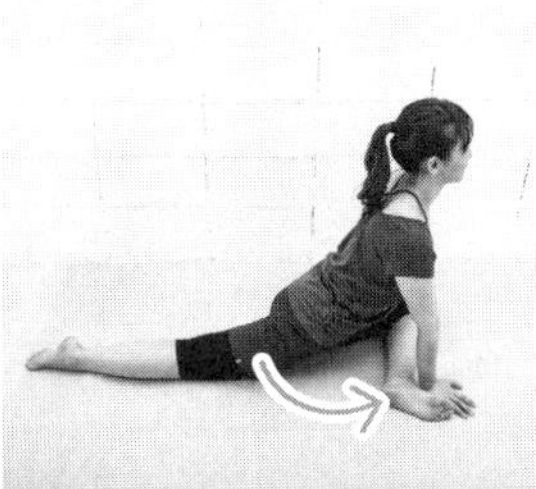

②体を両腕で支えるので、全身運動になる。腹筋にも効果がある。無理は禁物。

【3】太もも外旋で片脚スクワット

①前後に脚を大きく開きます。足は前足も後ろ足もつま先を外側に開き、骨盤はできるだけ前へ向けます。前脚はひざを曲げ、後ろ脚はひざを伸ばしたままです。太もも（股関節）はどちらも外側に回していきます。

②息を吐きながら前脚のひざを曲げ、静かに上体を下ろしていきます（前へ行くのではなくダウンする感じ）。腰は反らさないように。

かかとを立たせ、内側の筋肉が伸びるようにすることと、かかとから足の小指サイドに意識を向けることが大切です。

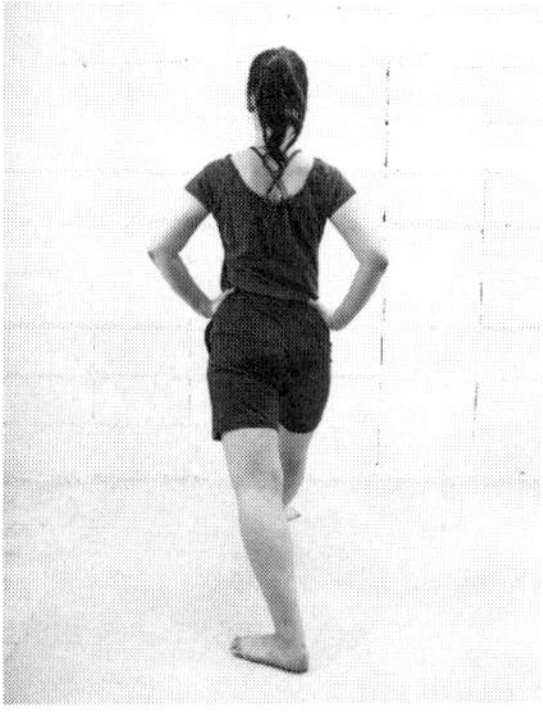

①左右のつま先は外側に向け、骨盤はできるだけ前へ向ける。

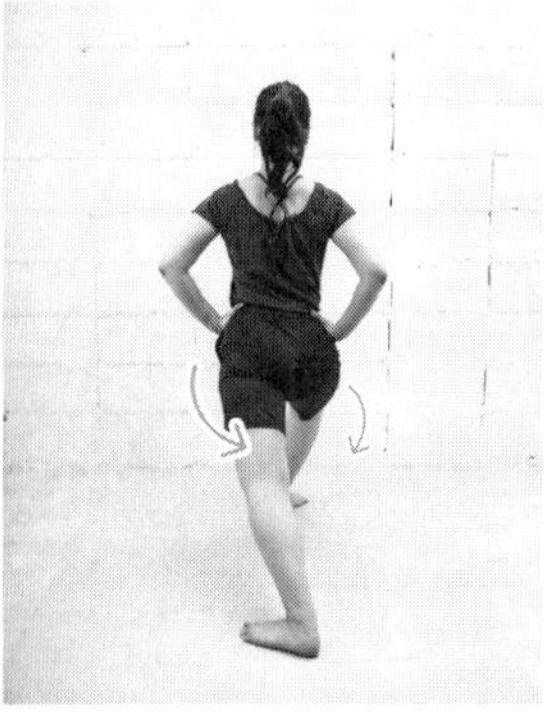

②前脚のひざを曲げて、上体を下ろしていく。太ももは両脚ともしっかり外旋。

【4】脚を開いたラクダのポーズ

①ひざを開いてつま先を立てて床にひざをつきます。外反母趾などで足の親指が痛い場合は指を伸ばし甲を床につけてもOK。
②かかとをつかむのを目的に腕を後ろに伸ばします（つかめなくてもよい）。太ももが床から垂直になるようにしたまま、上半身を後ろに倒します。
　肩甲骨を寄せ、胸を拡げ、あごは引いたままで行ないます。
③できるところまで倒せたら元に戻ります。戻るときも丁寧に筋肉を使います。

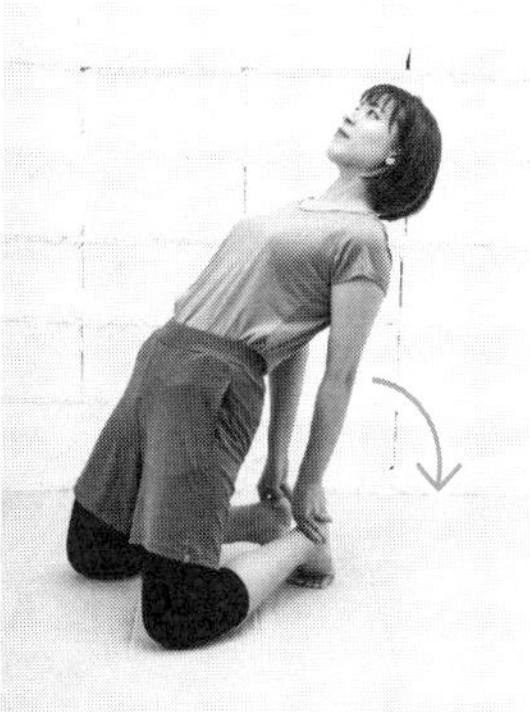

②③上体を後ろに倒し、元の位置に戻る。あごを上げたり曲げたりしないこと。

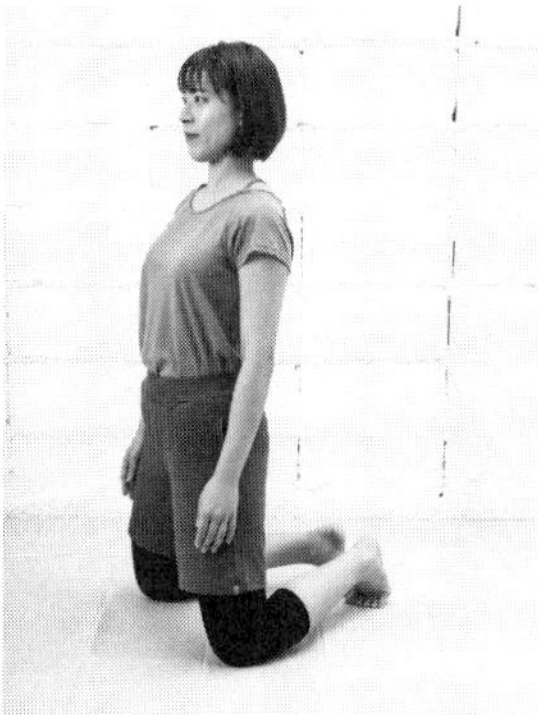

①足の指を伸ばして床につければ、足裏アーチが作れる。無理はしないように。

お腹に力を入れた状態で行なわないと、腰が反ってしまい腰を痛める原因になるので注意が必要ですが、【4】の「ラクダのポーズ」の動きだけで股関節が外旋し、伸展し、体の後ろ側（お尻、ハムストリングス、ふくらはぎ）に力が入ります。

そして特に脚のサイドの筋肉が使われます。胸も広がり、背中も鍛えられるので、軽く後ろに倒れるというところからやってみてください。あるいは右手だけ、左手だけというように片方ずつやってみてもかまいません。

股関節を伸展するだけでひざが治ってしまう場合も多いようです。

実際、私の初期のひざ痛はこの股関節を伸展させることだけで治りました。

太ももの前とふくらはぎが太くなる理由とは？

ひざ関節の動きに関わるいくつかの筋肉は、同時に股関節の動きにも関わっています。

ひざ関節の伸展：大腿四頭筋（大腿直筋、外側広筋、中間広筋、内側広筋）
ひざ関節の屈曲：縫工筋、大腿二頭筋、半腱様筋、半膜様筋、薄筋、腓腹筋、膝窩筋、足底筋

太もも前にある4つの筋肉をまとめて「大腿四頭筋」といいます。この4つの筋肉のうち大腿直筋だけが骨盤の骨から始まっていて、股関節とひざ関節をまたいでいます。大腿直筋はその2つの関節をまたぐので**「二関節筋」**に分類されます。ひざの屈曲、内旋に関わる筋肉のほとんどは二関節筋です。

大腿四頭筋　**＊すべて正面から見たところ**

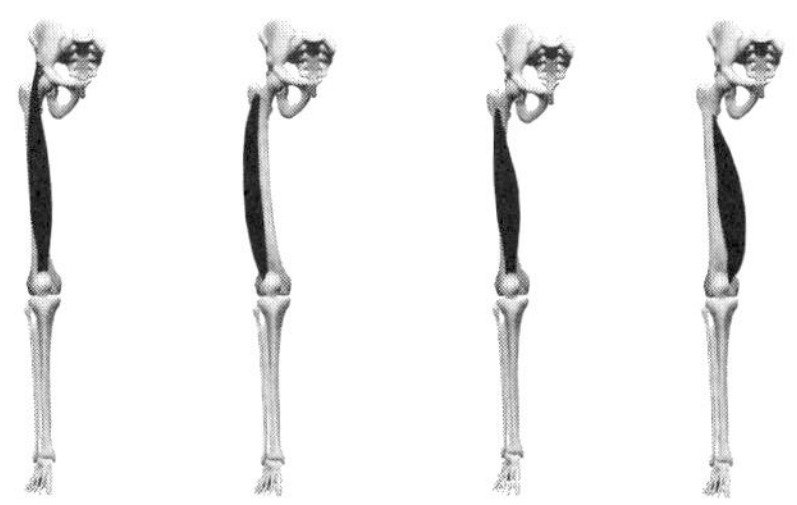

大腿直筋　**外側広筋**　**中間広筋**　**内側広筋**

二関節筋がわかると脚の形を変えられる

大腿直筋という筋肉は

●股関節の屈曲
●ひざ関節の伸展

この2つができるのですが、両方いっぺんに行なうのは苦手なのです。これが二関節筋の特徴です。

大腿直筋は股関節伸展時で、なおかつひざ関節伸展のときに力を発揮します。サッカーボールを蹴るとき、蹴る寸前に後ろへ足を振り上げたときの状態がこれにあたります。

それに対して大腿四頭筋の残りの３つ（外側広筋、中間広筋、内側広筋）は単関節筋です。ひざ関節の伸展を徹底的にやってくれるわけです。

ということは、股関節屈曲状態でひざを伸ばすときには、大腿直筋ではなく他の３つの筋肉が働くということ。サッカーボールを蹴り終わったあとの状態です。

骨盤前傾タイプだと股関節が屈曲状態になりやすく、その体勢で前に脚を振り上げてひざを伸ばしてばかりいると太もも前がムキムキに育っていく……ということになります。

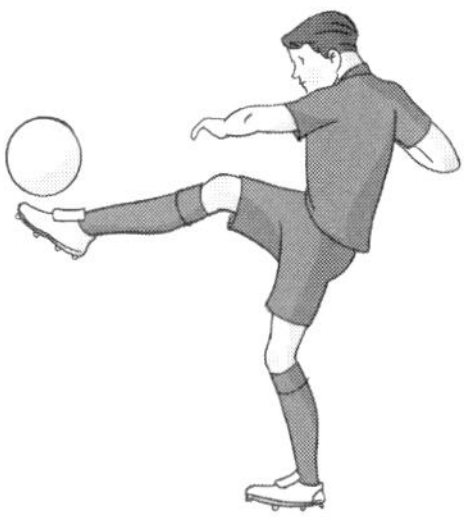

蹴る瞬間は広筋群で股関節を最大に屈曲させる。

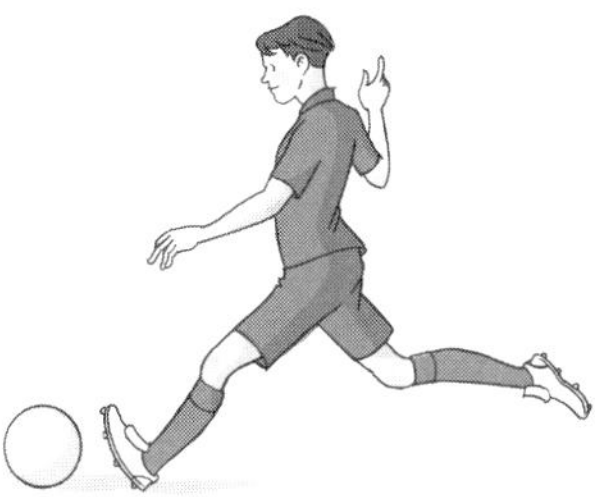

蹴る寸前に後ろ脚の大腿直筋を伸ばして勢いをつける。

「じゃあ、股関節を伸展させて太ももを後ろに伸ばしたらいいのね」
確かにそうなのですが、このタイプの方は腰椎の前弯が大きい場合が多いので、腰を反らせるだけで股関節を伸展させるには至らないことが往々にしてあります。

そうこうするうちに大腿直筋が硬くなり、前から骨盤を引っぱるとさらに骨盤は前傾していきます。これに対抗できるのは腹筋力だけです。腹筋、ありますか？　衰えてきていませんか？

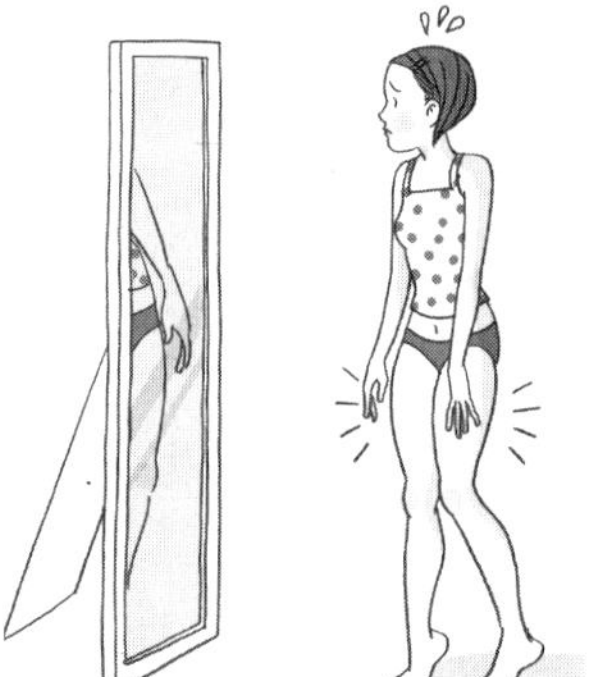

股関節を曲げてばかりだと太もも前がムキムキになっていく。骨盤前傾タイプは特に注意が必要。

Ｏ脚の前かがみの姿勢も太もも前が太くなります

太もも前にある外側広筋が収縮すると、ひざのお皿を外側のほうに強く引くので、ひざのお皿の亜脱臼や脱臼といったことが起こります。そしてこの３つの広筋群は、同時に収縮してひざ関節を伸展させます。股関節が屈曲しているときのひざ関節の伸展で、最も力を発揮するので、体が前傾した状態でひざを伸展すると、大腿直筋よりもむしろこれら３つの広筋群が働き、前かがみがちなＯ脚だと太もも前が太くなります。

歩行やランニングなどで考えてみましょう。ひざが過伸展していると、股関節を伸ばすところまでたどり着かないうちに次の足が出てしまう。あるいはそのバランスを足裏の踏み込む力で取っている場合、ふくらはぎがパンパンになってきます。

それにはいろんな理由がありますが、股関節を伸展できないでいると、いつか歩幅が狭くなり、股関節、ひざ、足裏の連携がとれない、力が出ない、立てない……となっていくのです。

股関節を伸ばし、ひざを曲げるストレッチを！

おわかりでしょうか。今までの話がつながるのです。股関節の動きで考えた場合、股関節を伸展させて後ろに脚が伸びているときは、ひざも伸びているほうが実はやりやすいのです。股関節が伸展しているのにひざを曲げるというのは、太もも前の筋肉もより伸びないといけないので難しい動作なのです。

ひざに障害が出たときに、特にどうしていいのかわからなくなるのが、階段を下りるときです。上るときに痛みが出る人もいますが、その場合も太もも前の筋肉が使えていないことが原因になっています。

まずは股関節のストレッチが重要です。ひざが痛いからといって曲げないでいると、この大腿四頭筋がずっと緊張状態になってしまうのです。股関節を伸ばすとともに、ひざを曲げるストレッチも早めにやっておきたいのはそのためです。なるべく早いうちに、湯船の中で正座の練習をしたり、温かいシャワーを当てながらひざを曲げてみたりしてください。

このことは【基本３】かかとを引き込む力を作る！（１３１ページ）でも触れましたね。かかとを後ろへ引く力は、太もも前の筋肉を縮めながら伸ばす動きです。階段を下りるという動きの中には股関節を伸ばす動きも入るのですから、正座をして太もも前の筋肉を伸ばしていくことを恐れないようにしてください。

リハビリは痛くて怖いものです。筋肉を柔らかくするための痛みは受け入れてつらさを乗り越えていきましょう。股関節を伸展させる筋肉の力については、次の【動き方４】で説明します。

【動き方4】蹴る力をつける！

下半身を起こせる力は「蹴る力」

ここまで読んでいただくと、ひざ痛を引き起こしてしまった体に足りなかった筋肉がわかってきたのではないでしょうか？　年齢とともに変わる体形。たるみが出るのはどこでしょう。目立ってわかるのは、下半身だと「ひざ」「お尻」「お腹」。明らかに若い人とは異なってきます。日常の動作も若い頃のようにはいきません。朝、ベッドから起きるのがつらい方も多いことでしょう。

ところが下半身をすっくと起こせる筋力さえあれば、上半身も起こせるのです。

それは**「蹴る力」**です。運動靴を履く際につま先を入れ、かかとを踏み込むときに痛むひざ。しっかり紐を結んだ靴を脱ぐときも痛むひざ。どちらの動きにも必要なのは「蹴る力」なのです。蹴る力を鍛えていきましょう。

蹴る力を強くする5つの動き

【1】蹴る筋肉がわかる動き

①テーブルや壁などに手をつき、少し腰をかがめます。足を前後させ、両かかとを少し上げた状態で、前足の指と指の付け根を床に押しつけながら後ろ方向へ力を入れます（位置は変えない）。後ろ足は逆に前へ力を入れ、位置は変えないで両足を引きつけ合うようにします。

前足は「ものすごく細かいゴミをほうきを押しつけて掃く」イメージで、足の指はしっかり伸ばしてください。

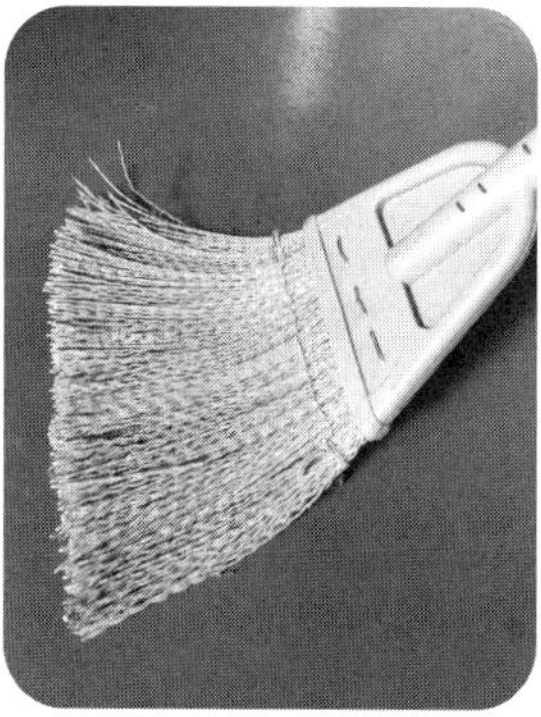

ほうきの掃く部分が足指の腹、繊維の根元が足指の付け根のイメージで行なう。

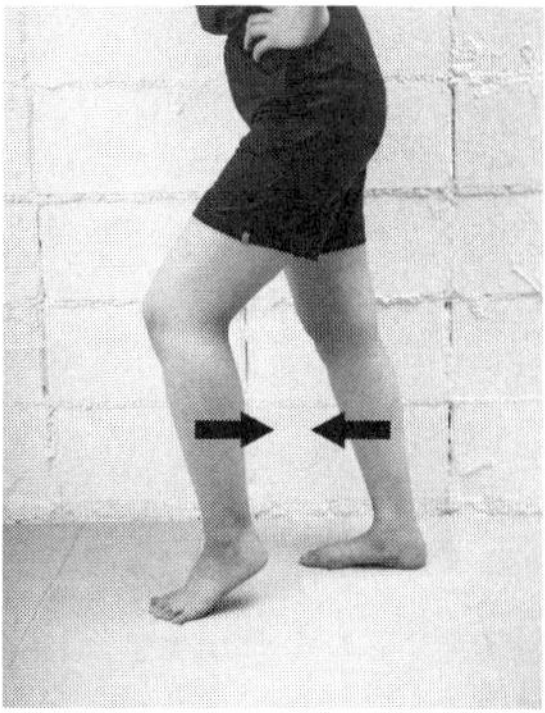

①前足のかかとを少し上げ、指の腹と付け根を床に押しつけながら後ろ脚方向へ引きつける。

足の指の腹が床につくようにしましょう。つかない方は無理をしない程度に足の指を伸ばしていきましょう。【基本3】のかかとと同じです。

②今度は前足の甲を少し高くして同じようにやってみましょう。だんだんふくらはぎや太もも裏、お尻に力が入ってくるのがわかります。

骨盤が反りすぎたり、下がりすぎたりしているとわかりにくい場合があります。いろんな角度でやってみましょう。

③前足を少し後ろに下げ、さらに甲を高く上げて足の指を押しつけ、引き合います。

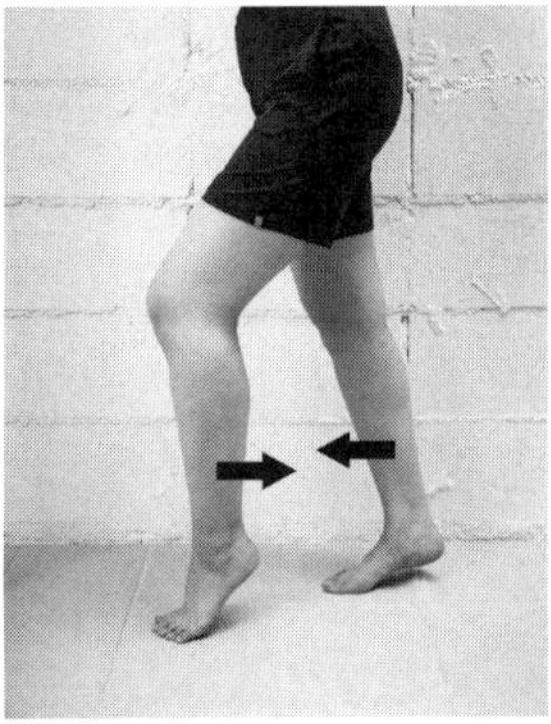

②前足の甲を上げて引き寄せ合う。【基本3】を思い出そう。

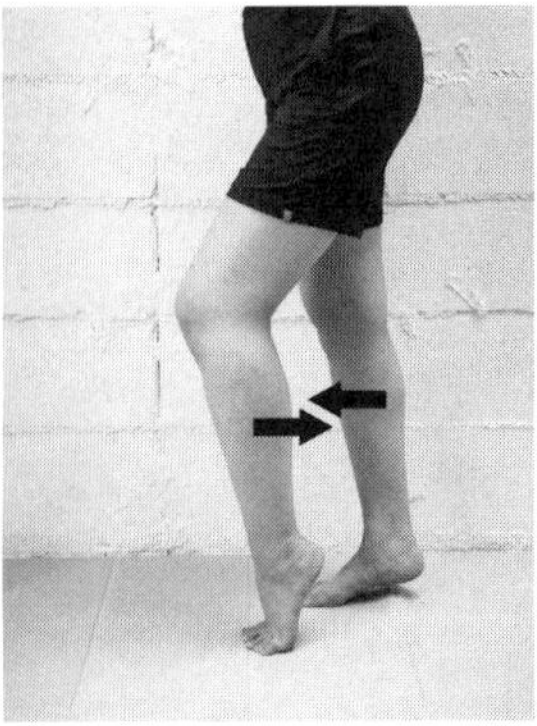

③前足を手前に引き、さらに甲を上げて行なう。体の後ろ側に力が入る。

④両足が並ぶところまで来ました。甲がしっかり上がると【基本I】で説明したウィンドラスメカニズムが働き、土踏まずが上がります。
⑤最後はしっかり足の指の付け根を床に押しつけたところから、足の指で床を掃くようにして後ろに蹴り上げてみましょう。

なんだか運動とはいえないような動きですが、実はかなりの運動量です。足裏には力が入り、蹴るときに足裏は伸ばされるので（押しつけているぶん、伸ばされ感が増す）、「縮め伸ばし」が行なわれるのです。

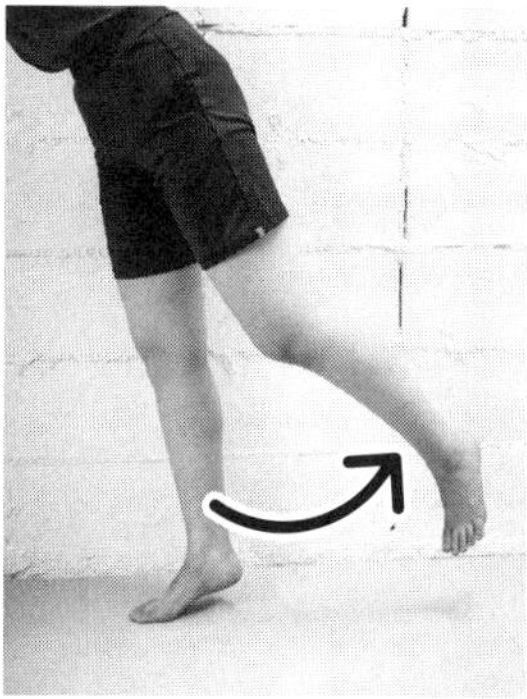

⑤床をこするように足の指と付け根で蹴り上げる。

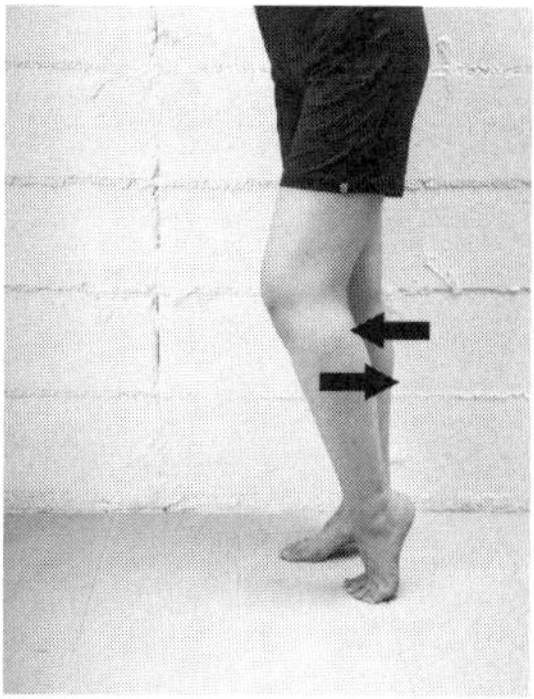

④両足が揃った位置でも行なう。ひざが内側に入らないように気をつける。

「蹴る」際に使われる筋肉の神経回路を取り戻しましょう。さらに「蹴る」で使われる体の後ろ側の筋肉を強化していきます。

そしてこの運動を行なったあと、歩行の様子を動画で確認すると、100％の確率で無理なく歩幅が広がっています。

「蹴る」という感覚が足指の腹でわかると本来持っているバネがよみがえるのです。

ウォーキングやジョギングで、ひざ痛が悪化したり、脚が太くなったりするのは「蹴る」感覚がわからないまま、間違った歩き方や走り方を続けているからです。

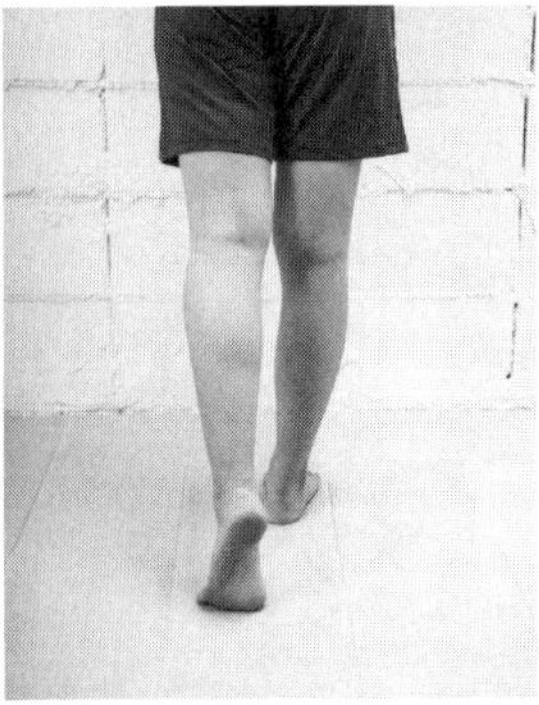

足の裏全体でペタペタ歩くのと、蹴る感覚がわかって歩くのとでは作られる脚の形が異なる。

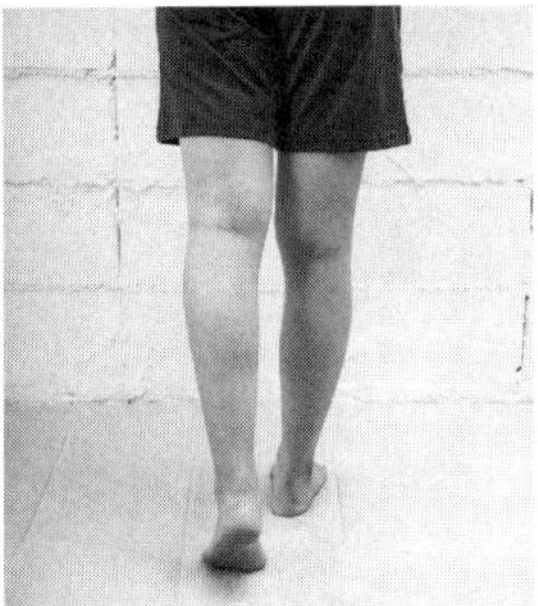

足の指で踏ん張って歩くだけでは太もも前が太くなる。【動き方3】を忘れずに。

【2】股関節伸ばしとハムストリングスの強化

①床に腰を下ろし前脚はひざを曲げ、できるだけ腰を落とします。後ろ脚の太ももは転がすように外側や内側に向きを変えつつ、股関節を伸ばします。

鼠径部が伸びるイメージです。ひざの痛いところを床につけるのではなく、硬くなっているところを伸ばすようにひざを床につけます。お腹に力を入れて腰が反らないように。

②後ろ足のかかとを上げていきます。ふらつくようであれば何かにつかまってやりましょう。太もも前の筋肉が「縮め伸ばし」になるようにします。

ひざのお皿の上あたりを床につけ、前へ少し移動するようにすると腰骨あたりまで伸びるのを感じます。お腹を反らさないようにすることがポイントです。

③ひざを曲げ、足首も曲げてかかとを上げようとすると、太もも裏にあるハムストリングスに力が入ってくるのがわかります。

太ももの前の筋肉のうち、ひとつだけが骨盤についていましたね。それが【動き方3】で説明した**大腿直筋**です。この筋肉を伸ばしましょう。

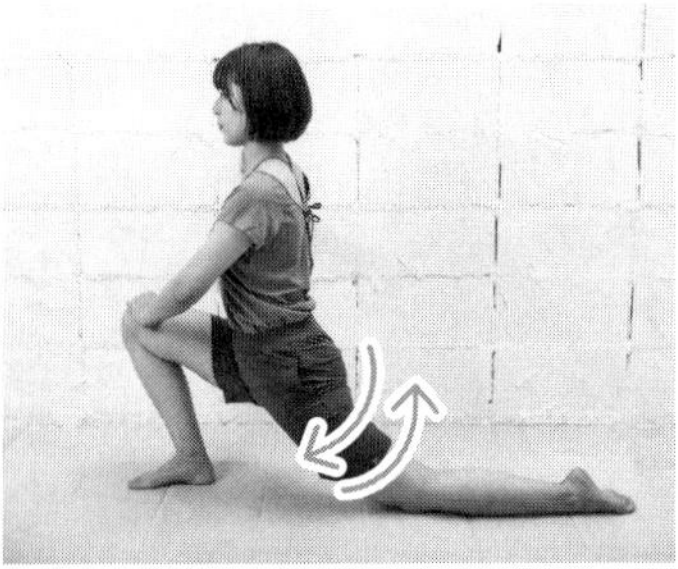

①大腿直筋が伸びるようにひざを床につけ、太ももを左右に転がし伸ばす。

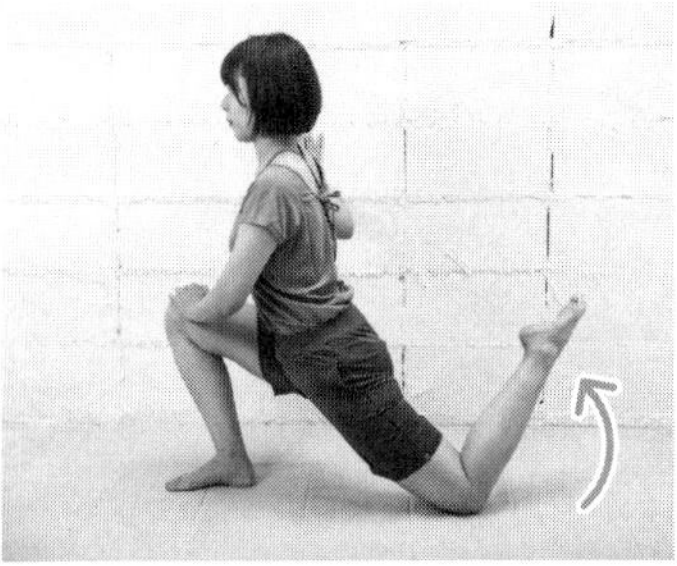

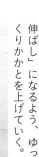

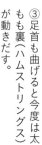

②太もも前の筋肉が「縮め伸ばし」になるよう、ゆっくりかかとを上げていく。

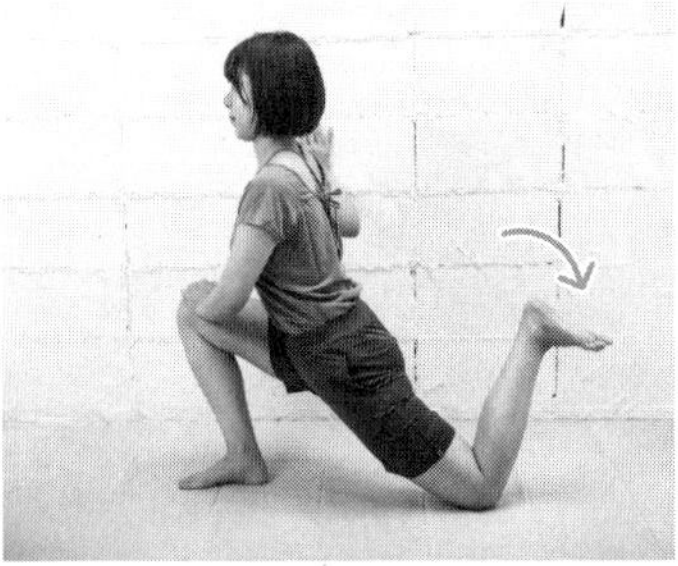

③足首も曲げると今度は太もも裏(ハムストリングス)が動きだす。

【3】片脚を斜め後ろに伸ばす動き

①テーブルなどに手をつき、足を揃えて立った状態から、片脚の太ももを外側に回しながら斜め後ろに伸ばしていきます。

②骨盤は正面を向いたまま、ひざを曲げないように、お腹に力を入れてゆっくり、できるところまで脚を上げます。正しく行なえば体の後ろ側に力を入れることができます。反対の足でも行ないます。

台に手をついて片脚をななめ後ろに蹴る動作も筋肉を強化できます。

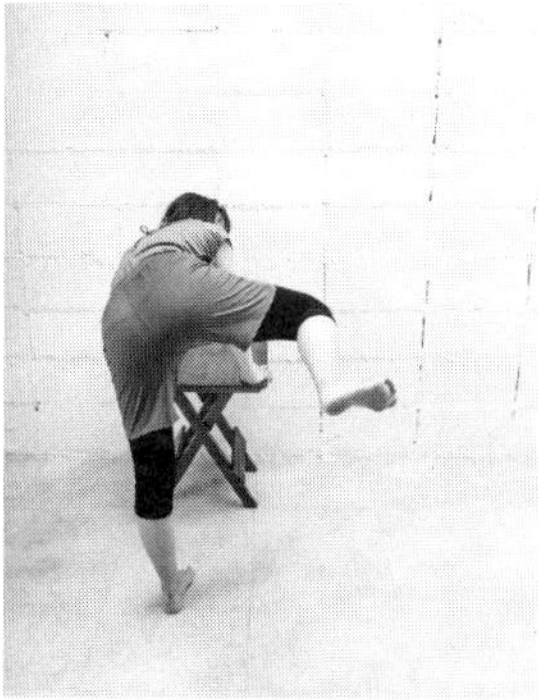
①太ももを外に回す。軸脚も太もも外旋を意識する。

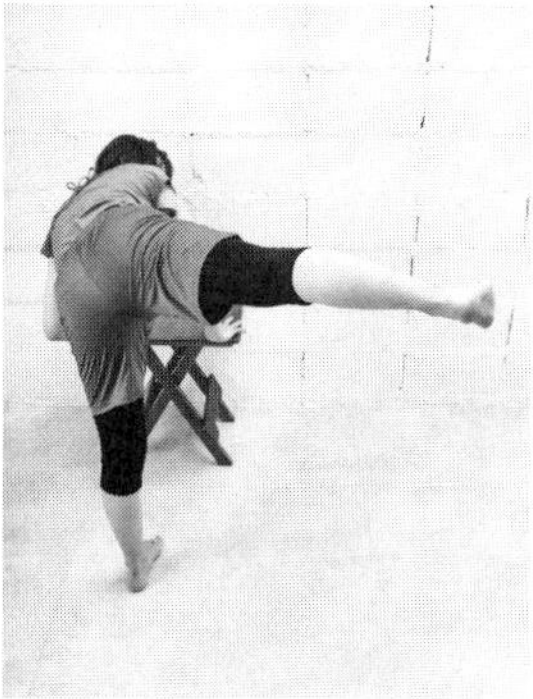
②ななめ後ろに脚を伸ばし、できるだけ上げる。

【4】立ち上がる動き

本書の冒頭で触れた「立ち上がるってどうやってやるんだっけ……」がまさしくこれです。ひざが痛くて、今までどうやって立ち上がっていたかも思い出せなくなっていました。ところがつま先を上げるだけで、痛みなく立ち上がれたのです。

理由はもうおわかりですね。体の後ろ側に自動的に力が入るので、ひざへの負担が減ったからなのです。すなわち、この「立ち上がる」という動き自体がトレーニングになるということを意味します。私も本当に何度もやりました。まだ筋力がなくて不安定な場合は、どの運動のときもそうですが、ためらうことなく何かにつかまってやりましょう。

「いすから立ち上がる・座る」トレーニングを108ページでもご紹介しましたが、さらに詳しく説明していきましょう。

①片ひざを床につきしゃがみます。このとき前足のつま先は上げます。後ろ足も足の指で支えるので土踏まずができますね。

②ゆっくり立ち上がります。後ろ足の指は伸ばしてしっかり蹴りますよ。

③最後に足を揃えます。

④反対の足でもやってみましょう。

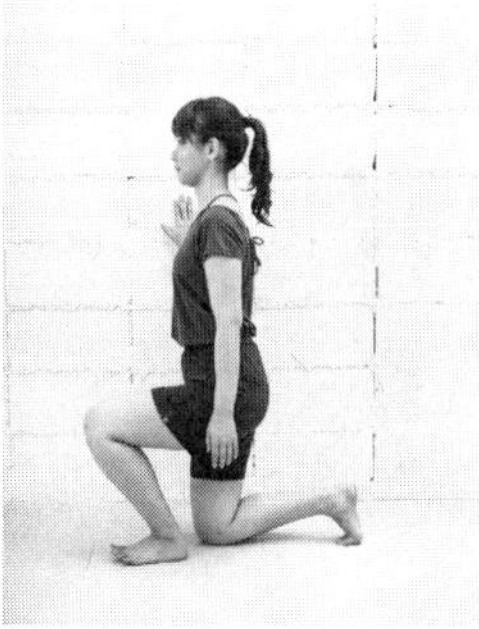

①片ひざを床についてしゃがみ、つま先を上げる。

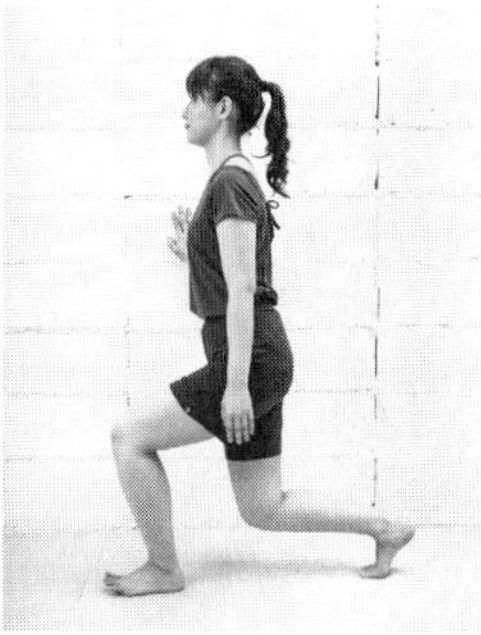

②体の後ろ側を使って上体を起こし、ゆっくり立ち上がる。

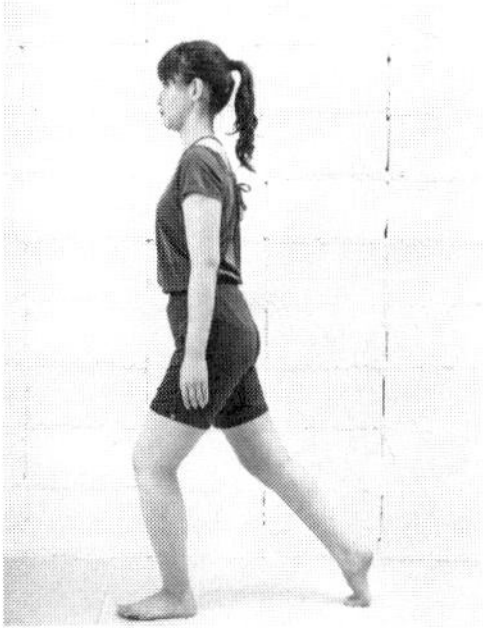

②の続き　後ろ足の指を伸ばし、蹴るようにして立ち上がる。

③後ろ足を引き寄せる。

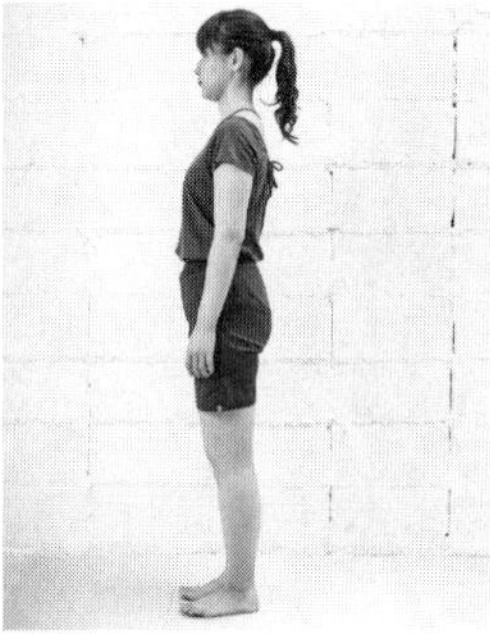

④反対の脚でもやってみる。

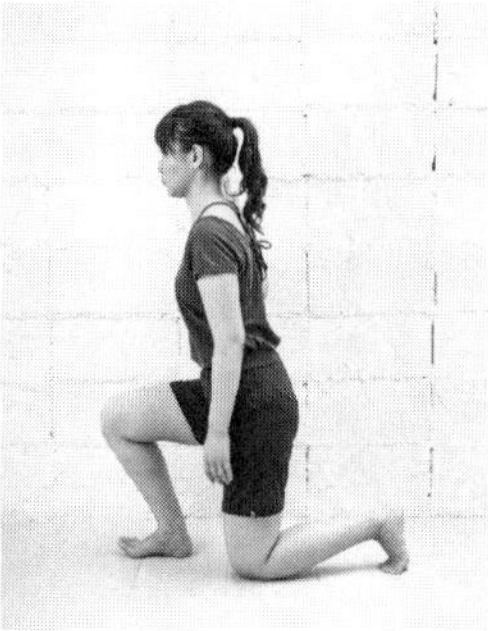

【悪い例】前かがみになるとひざに負担がかかる。

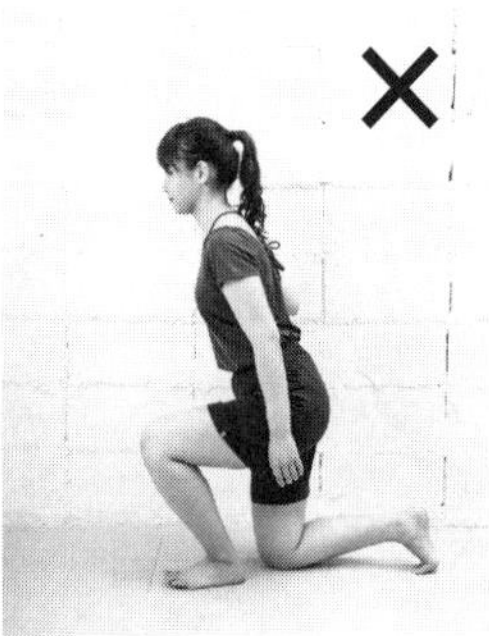

ポイントは、太ももをほんの少しでいいので外旋したまま行なうことです。そうすることによって、お尻に力が入りやすくなり体幹が安定します。この点を意識していないと、O脚の人はこういった動作のときにも太ももを内旋させて立とうとします。そうした細かいクセがひざを悪くするので、動作の中でひざが内側に入る人は注意して運動しましょう。そして体の外側から締めていくようにしましょう。

【5】前に跳ぶ動き

足を揃えて立った姿勢から、片足を踏みだして前に跳ぶだけです。ここまで説明してきた足裏の使い方を理解できていれば、遠くに跳ぶことができます。

「後ろ足の甲をしっかり上げて蹴って」といってもなかなか上がっていないことが多いのですが、やっているうちにコツはつかめます。着地の前足は「かかと」なのか、「足裏全体」なのか、「つま先」なのか悩むと思います。着地ではひざに負担がかかるので、ウォーミングアップ程度の軽さで跳んでみて調整してください。足裏のバネを

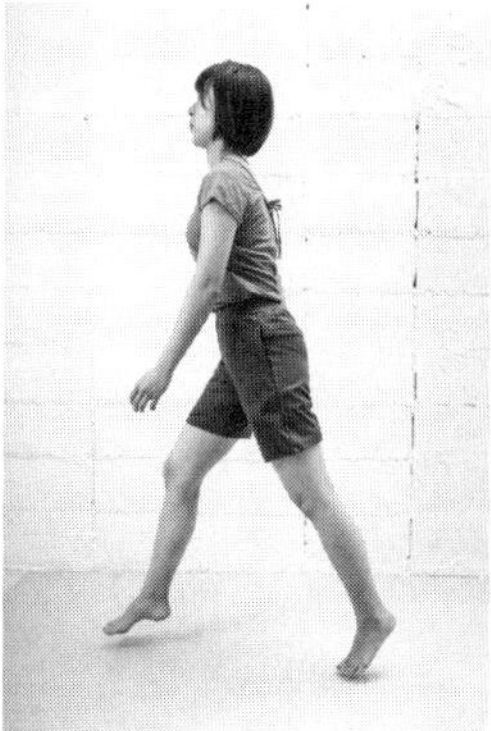

①後ろ足で蹴って前に跳ぶ。足の指は曲げない【動き方1】参照。

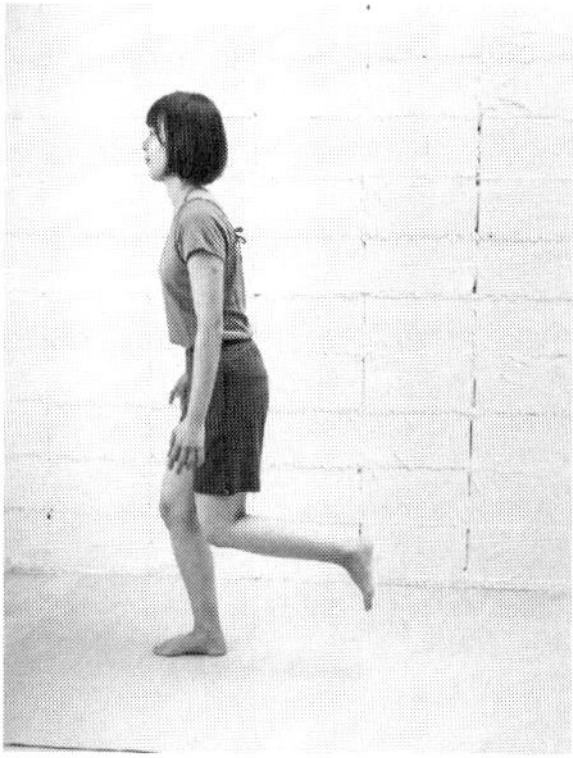

②着地の瞬間、お尻に力が入れられるようになれば、ひざの痛みも減少する。

思い出させるための運動です。

人は加齢とともに体の下のほうから汗をかかなくなっていくといいます。足裏がカサカサに乾いてくると、このような動きをしたときにすってんころりんと転んでしまう場合が少なくありません。どんなところでも着地は気を抜かないようにしましょう。最初のうちは、跳ぶ幅が狭くてもいいのです。

普段、ここまで「蹴る」ということを意識している人は少ないのではないかと思います。ペタペタと足裏全体で歩き、足の指が機能していないので、いわゆる**「浮き指」**（立ったり歩いたりしたときに、足の指が地面につかない状態のこと）になってしまうのです。「蹴る」という動作の中で、足の指をどのように使うかがあまり論じられてこなかったためかもしれません。足の指については【動き方1】で説明した通りです。

ひざ痛改善に「蹴る力」が必要な理由

股関節を伸展させたほうがいいということは【動き方３】で説明しました。ストレッチと筋肉強化は異なります。体が柔らかいのに関節の障害が多い人、体が柔らかすぎて正しい位置で止められないために関節障害を起こし、痛みが出てしまう人がいます。こういった人に多いのが筋肉の力のなさです。股関節の伸展のストレッチも大事ですが、伸展させる筋肉を鍛えることも大事なのです。それが後ろへ「蹴り上げる力」なのです。陸上選手のスタートを思い出してみましょう。

スタートのときは思いっきり足裏で蹴らなくては前へ進めません。足の関節は「底屈」（足の甲を伸ばす）し、そのときのひざは伸びています。ここでひざを曲げてしまうと、足の蹴る力は弱まります。

股関節の伸展のところで、太ももが太くなる理由を説明しました。そこでは股関節とひざ関節の伸展のパターンでしたね。今度はひざ関節の伸展と足の底屈との関係です。

【動き方3】では、股関節の伸展からの目線で階段の下りの難しさを書きましたが、今度は足を底屈する「蹴る」という動きから考えてみましょう。

足の底屈はひざが伸びているほうがやりやすいということは前述の通りです。階段を下りるとき、段差の具合によってひざを曲げる場合がありますよね。だから蹴る力の弱いひざ痛持ちにとって、階段を下りる動作はとても難しい動きになるのです。

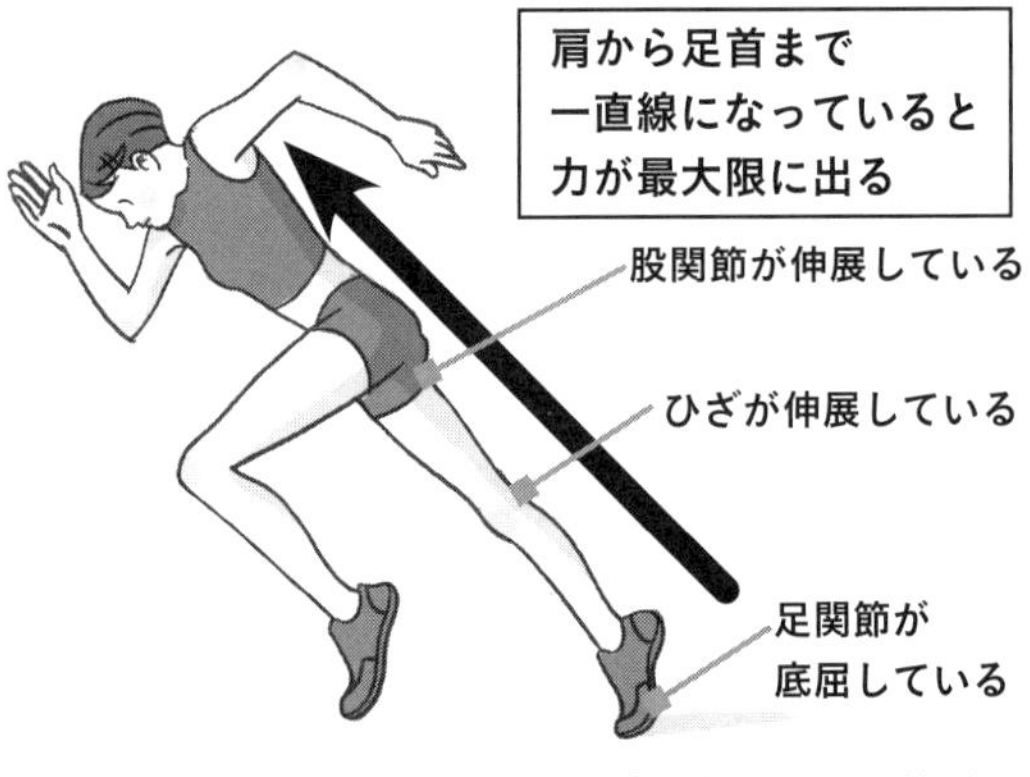
肩から足首まで
一直線になっていると
力が最大限に出る
股関節が伸展している
ひざが伸展している
足関節が
底屈している

足関節を最大限に底屈するには、ひざが伸び、股関節が伸展している必要がある。踏み切る力は全身で。

【動き方5】ひざをふらふらさせない！

脚がまっすぐな人のひざは揺れない

街ゆく人の歩行を動画で撮影していると、ひざがゆらゆら揺れている人が多く見受けられます。「みんなそうじゃないの？」と思っている人のために「ひざが揺れない人」の歩行動画を見てもらうことがあります。

まず皆さんが気づかれるのは、**「脚がまっすぐですね！」**ということなのです。バランスのいい形の脚をお持ちの方はひざが揺れません。これまでのデータで判明したことですが、間違いなくそういいきることができます。

ひざをふらふらさせる人は結果的にお尻もふりふりしている場合が多く、後年になってから股関節まわりにトラブルが生じる可能性が高くなります。

そういう方たちの特徴は、脚を横に上げることが苦手ということです。

脚を横に上げるための5つの運動

【1】横になったら必ず脚を上げる

①背骨がまっすぐになるように頭にクッションなどを入れ、横になります。足は背屈させ、体が曲がらないように手で支えます。体が不安定なら下になる脚のひざを曲げてもかまいませんが、下の股関節も外旋状態にしたいので、できれば脚を伸ばします。

②足首を曲げたまま、真上に脚を上げていきます。速く上げてゆっくり下げるのが基本です。お腹は反らさないように凹ませておきます。骨盤の向きを意識しましょう。下の足のかかとから足の小指のラインにも力を入れて床につけ、体を安定させます。

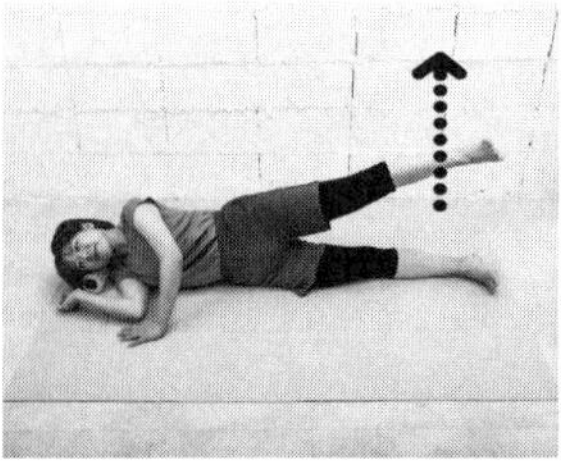

②お腹に力を入れ真上に脚を上げる。正しい方法でやると、そんなに上がるものではない。

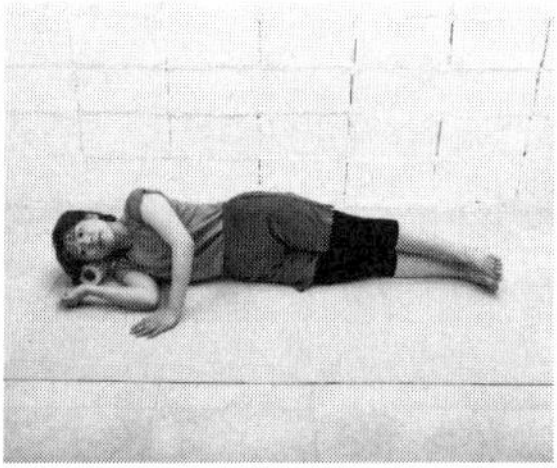

①背骨がまっすぐになるようにクッションなどで調節する。

人によって大腿骨の向きが異なるので、自分にとって一番きつい角度で上げてみましょう。

慣れてきたら脚を斜め後ろに上げたり、真後ろに伸ばしてみたりすると、鍛えられる部分が変わるので、ヒップアップも期待できます。

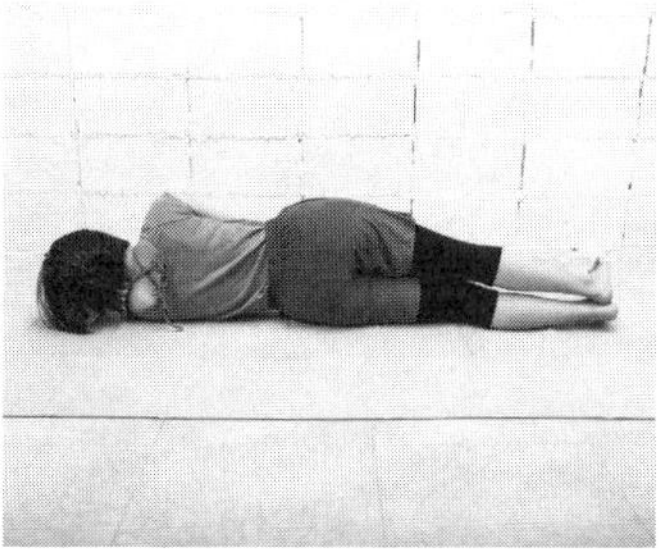

太ももを外側に回すようにして脚を上げるとお尻に効く。

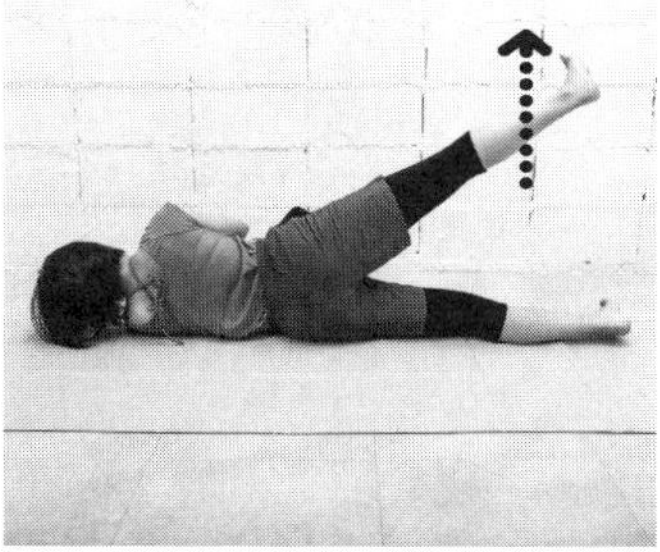

自分の骨盤の角度を意識して、いろんな角度でやってみよう。

【2】ひざを内へ外へと開く動き

①足を開き、ひざを軽く曲げて立ち、お腹を凹ませ、上体を起こします。つま先を上げると体の後ろ側に力が入ります。骨盤の位置は自分の骨盤が前傾か後傾かに合わせて、腰が痛くならないようにしましょう。

②両ひざを内側に向けたり、外側に向けたりします。

運動は自重《じじゅう》で行なうのが安全ですが、より筋力をつけたい場合、写真のようなチューブ（190ページの写真も参照）があれば、トレーニング効果をアップできます。

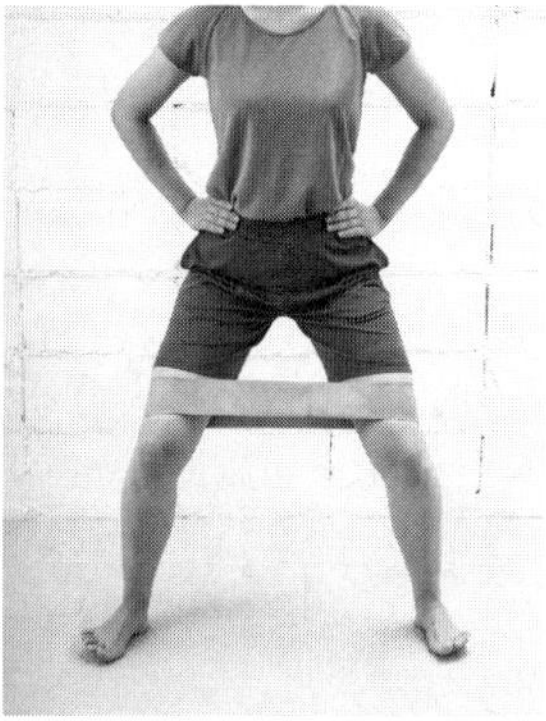

①頭を起こし、つま先を上げ、ひざを開いて軽く曲げて立つ。

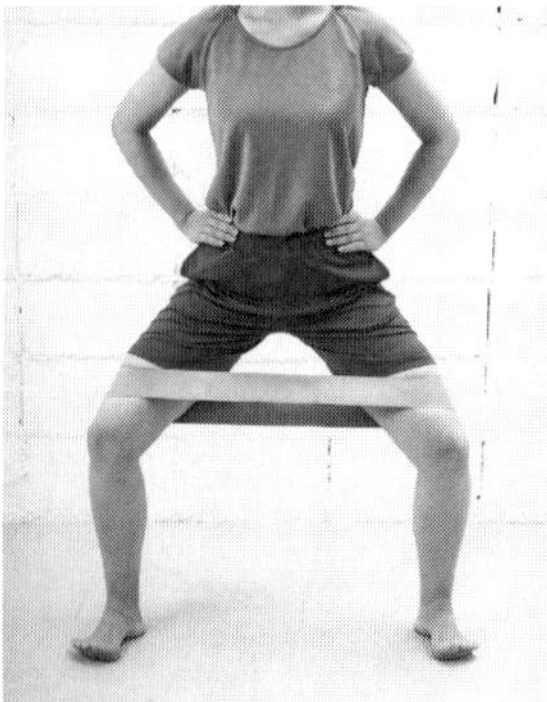

②さらにひざを外に開く。ひざの痛みに応じてゆっくり行なう。

【3】ひざの内側を伸ばす動き

①あお向けに寝て両ひざを立てて寝ころび、やや両ひざを開き、片足ずつゆっくりひざを床に近づけます。無理に床につけるのではなく、ひざの内側を伸ばすことを目的にやってみましょう。足はつま先が外に開く「そとわ」の形になります。
②反対側の脚でもやってみましょう。

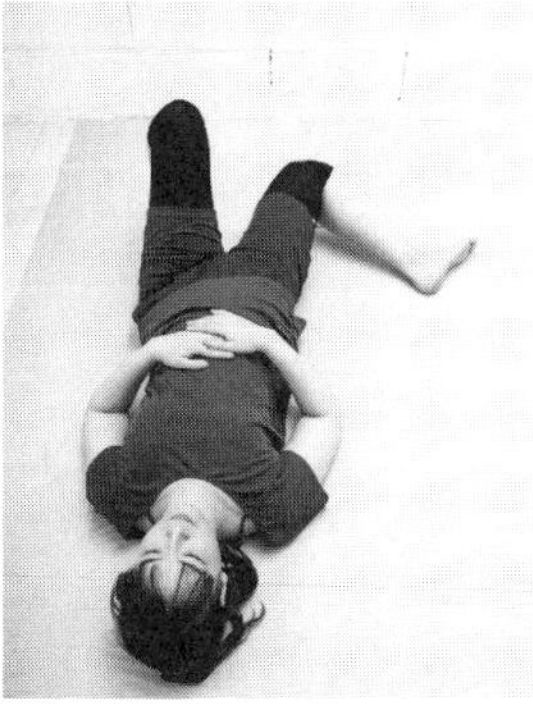

①この姿勢は本来良いものではないので、ごく軽く行なうこと。

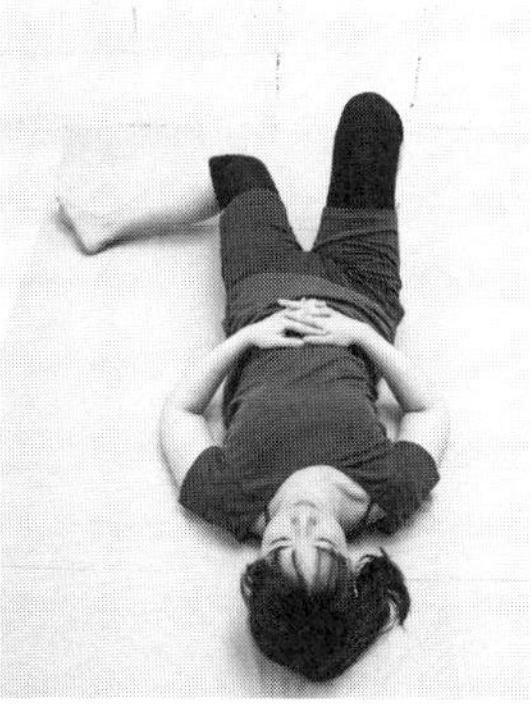

②反対側でもやってみて、どちらが硬いかを知る。

【4】ひざを曲げ、股を開いて前へ後ろへ歩く

①軽くひざを曲げ、体を前に倒し、お腹を少し凹ませて立ちます。

②その姿勢のまま目線は前に向け、お相撲《すもう》さんのすり足のように、足をスライドさせながら片足ずつ斜め前へ歩を進めます。前へ進んだら、今度は後ろへ同じく足をスライドさせながら斜め後ろへ歩を進め、下がってスタート地点に戻ります。ひざにチューブをつけて行なうと、運動効果が上がりますが、なくてもかまいません。

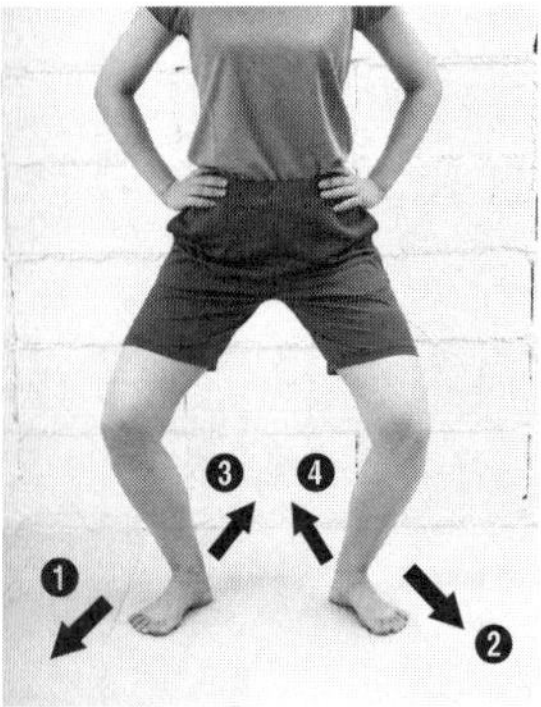

①②お相撲さんのすり足のように片足ずつスライドさせて前へ進む。進んだら同様に後ろへ。

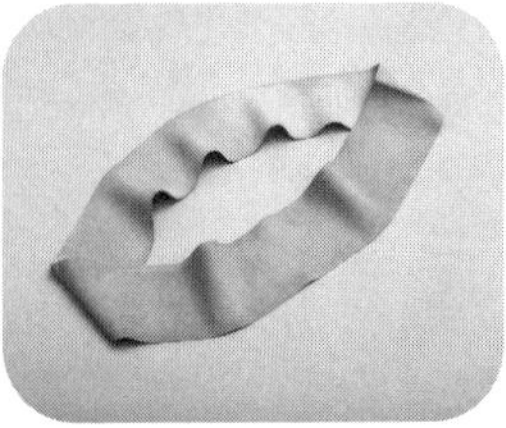

チューブはスポーツ店やネットなどで購入することができる。

【5】脚を横に上げる

①脚を肩幅に開いて立ちます。
②右へ左へと交互に脚を真横へ上げます。足首にチューブをつけて行なうと運動効果が上がりますが、なくてもかまいません。

慣れてくればスクワットの姿勢から脚を拡げることもできます。

何でもない動きですが、意外と体の横側の筋力が落ちていることに気づくと思います。お腹がポッコリしている人の苦手な動きでもあります。

この運動に必要な筋肉は、**大腿筋膜張筋**《だいたいきんまくちょうきん》と呼ばれ、左下の写真のように「アヒル座

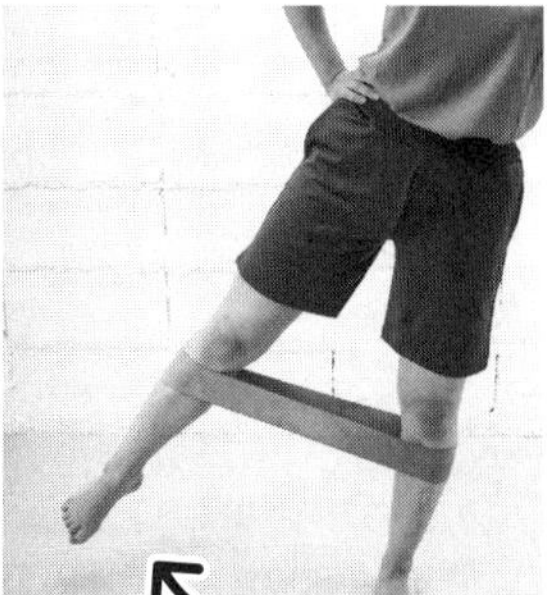

①②ひざが内側に入らないように、お尻に力を入れて行なう。

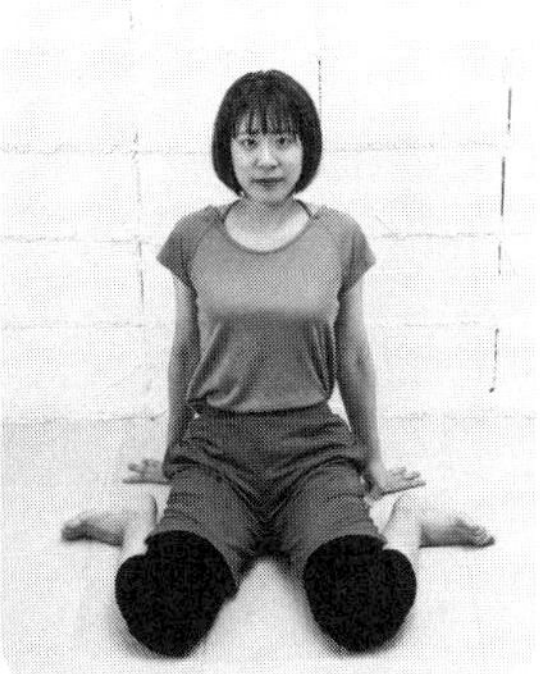

「アヒル座り」ができる人は関節がゆるく、伸びやすい筋肉を持つ傾向も。

り」ができる人はこの筋肉が縮んでいるかもしれません。

大腿筋膜張筋とは腰骨の近くにある筋肉で、歩行中やランニング中に足がまっすぐ前に出るようにする役割を担っていますので、この筋肉に問題がある人は歩行中などに脚をまっすぐに保てない、ふらふらする、ひざが揺れる、お尻が揺れる、という不具合が起きます。ひざに負担がかかるのは目に見えています。そのまま放っておくと股関節にも影響が出るでしょう。

アヒル座りがクセになっていると、さらに大腿筋膜張筋が短縮していくので、なるべくやめるようにしたほうが賢明です。

大腿筋膜張筋を鍛えるには「脚の横上げ」(外転)が一番。お腹を凹ませて行なえばサイドの腹部にも効くので、ひざ痛緩和とお腹ぽっこり対策の両方におすすめです。

股関節を外転・屈曲させる筋肉

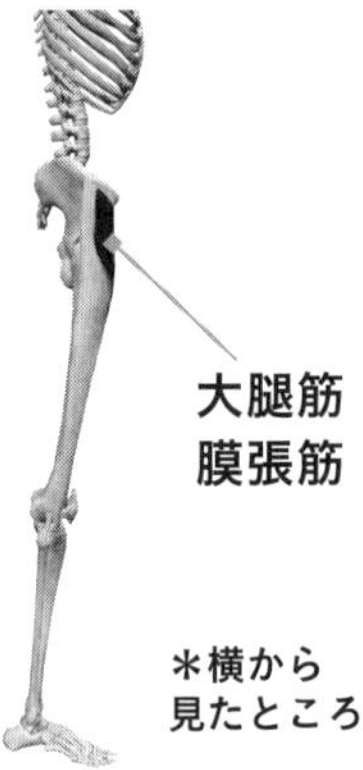

第4章 ひざ痛を治すための考え方

病院では教えてくれない応急処置

「炎症の5徴」を確認しよう

今あなたが痛みを抱えているのであれば、運動をしていくにあたって、基本的な応急処置について覚えておきましょう。知っているだけで、むやみやたらに不安にならずにすみます。

病院はたくさんの患者さんを抱えています。ひとりひとりにかけられる時間は少ないので、最近ではパンフレットを手渡されるだけの場合もあります。

でも、実際にそのパンフレットを読む人はどのくらいいるのでしょうか。ひざ痛を起こす大半の人は中高年ですから、小さい文字が見えづらく読むのが面倒だろうなと思います。お医者さんから処方された湿布薬と飲み薬だけで対処して、また痛くなったら病院へ行こう……。きっとそう思っているのではないでしょうか。

しかし、大事なことですので、しっかり応急処置の仕方を覚えましょう。

まずは**「炎症の5徴」**を確認しましょう。打撲《だぼく》や捻挫《ねんざ》、骨折などで筋肉が急激に縮んだり伸びたりすることで起こるケガへの対処法にもなります。

炎症の5徴

●発赤《ほっせき》　赤くなっている
●熱感《ねつかん》　熱を持っている
●腫脹《しゅちょう》　腫れている
●疼痛《とうつう》　痛みがある
●機能障害《きのうしょうがい》　動きにくくなっている

炎症にはいくつかの種類がありますが、ひざ痛の初期に生じる反応も炎症です。

急性炎症が起こると毛細血管が拡がり、患部の血流が増えます。拡がった血管からは血液の成分が血管外にしみ出していくので、組織に浮腫《ふしゅ》が起き、これが腫れの原因となります。

浮腫が起こるとその圧力が患部を圧迫し、体の中にある化学伝達物質が「炎症性サイトカイン」を刺激するので痛みが出てしまうのです。原因となるものの修復が見られないと、これらの要因が合わさって患部の動きが悪くなっていくのです。

覚えておいたほうが良い応急処置の基本は、**RICE（ライス）**です。

●Rest（レスト）安静
●Ice（アイス）冷却
●Compression（コンプレッション）圧迫
●Elevation（エレベーション）挙上＝持ち上げること

最近ではRICEの処置での「安静」が「最適な負荷」に置き換えられた、次のような**POLICE（ポリス）**の処置に変わってきています。

●Protection（プロテクション）保護＝損傷した組織を保護
●Optimal Loading（オプティマル・ローディング）最適な負荷
●Ice（アイス）冷却
●Compression（コンプレッション）圧迫
●Elevation（エレベーション）挙上＝持ち上げること

最適な負荷（運動）とは、**早くから患部を動かす（＝最適な負荷をかける）ほうが、治癒に関連する重要なタンパク質の生成を促し、細胞の反応も促進され、組織の修復が期待できることが研究の結果わかってきた**ので、安静に替わって応急処置に取り入れられたものです。適度な運動を早期から行なうことで、筋肉の萎縮を予防し、組織修復の質を改善することを期待しているのです。

ところが、その「最適な負荷」がどれくらいか設定するのが難しいのです。

損傷の程度によって、最適な負荷は異なるのでその設定が難しく、まだ確固たる検証結果が出ていません。まだエビデンスが確立されていないのです。

ここでお伝えしたいのは、必要以上に安静、固定をすると筋肉の萎縮や関節の拘縮などの弊害が生じることがあるということなのです。


ところでひざに水が溜まると何が起きると思いますか？

ひざ関節に大きく関わる大腿四頭筋（太ももの前の筋肉）が反射的に筋委縮を起こしてしまい、さらに動きにくくなるという悪循環に見舞われます。

私が正座を勧めるのはこの**「最適な負荷」に正座が相当する**ことがひとつの理由です。早めに伸ばすほうが細胞自体の修復につながります。筋肉が伸びにくくなっているので正座はやはり痛くつらいです。しかし放っておくとさらに硬くなり、思うように動かないひざが体のバランスを崩し、別の場所の痛みを誘発します。

筋肉が硬くなってから年数を経ても動くようになった方は大勢いますので、まずはゆったりした気分で、少しずつ太もも前を伸ばすことからやってみましょう。

西洋医学と中医学（東洋医学）の考え方の違い

変形性ひざ関節症で、ひざに水が溜まることを「ひざ関節水腫」といいますが、この水は滑液《かつえき》です（外傷がある場合は血液）。ひざの水を抜いたことがある人はわかると思いますが、滑液は薄い黄色をした少しねっとりした液体です。滑液とは関節液のことで、関節の動きを滑らかにする作用とともに軟骨細胞へ栄養を与える役割を担っていて、ヒアルロン酸やタンパク質を含んでいます。

この滑液、ひざの関節には通常時は約1～3cc程度しかないのですが、腫れて水を抜いてみると、60cc以上になることもざらにあります。

西洋医学では、ひざに溜まる水が滑液であるということ、そして関節の中に何らかの炎症が起こると過剰に水が産生されるということがわかっています。しかし、なぜ水が溜まるのかについてはまだ原因がわかっていないのです。

ひざに水が溜まるとパーンと張って重だるく痛み、ひざも曲げられず、気持ちもどんよりしてしまいます。その対症療法として西洋医学では「水を抜く」という処置を施します。ひざ関節を滑らかに動かすため、滑液に本来含まれているヒアルロン酸が減っているわけですから、「とりあえず注射でも打っておきましょうか？」という処置になるのです。

一方、中医学では「水が溜まる」ということを「体の中に炎症（＝火事）が起きているから、それを冷やそうとして体の中の水が患部に集まる」と考えます。これは生体保護反応であり、炎症が消えれば水は必要なくなるので、体の中に吸収されて自然に消えるという考え方です。また、体に溜まった湿気である「湿邪《しつじゃ》」におかされると、血液の循環が滞って代謝が悪くなり、汗や尿で水分をしっかり体から排出できない状態になるとしています。それは「湿邪」による冷えが原因という考えです。体から水分が排出されないので、体がさらに冷えていくわけです。

治療法としては漢方薬やツボ療法、薬膳などで長期化した炎症（慢性炎症）に対処していくのですが、何ともわかりやすく納得のいく説明ではないでしょうか。

急性炎症は早く処置するべき

腫れたり水が溜まっている場合は必ず冷やしてください。これをアイシング（Icing）といいます。氷嚢《ひょうのう》があれば便利ですが、ビニールの袋でも代用できます。

氷嚢に氷と水を入れれば0℃になります。0℃の状態は凍傷の危険がなく安全です。実は患部の表面だけでなく深部まで冷却するのに最も優れているのは、摂氏0℃の水です。この0℃の氷が0℃の水になるときに必要なエネルギーが周囲から熱を奪う能力が一番高いのです。

0℃以下にもなる氷のほうが冷却能力がある

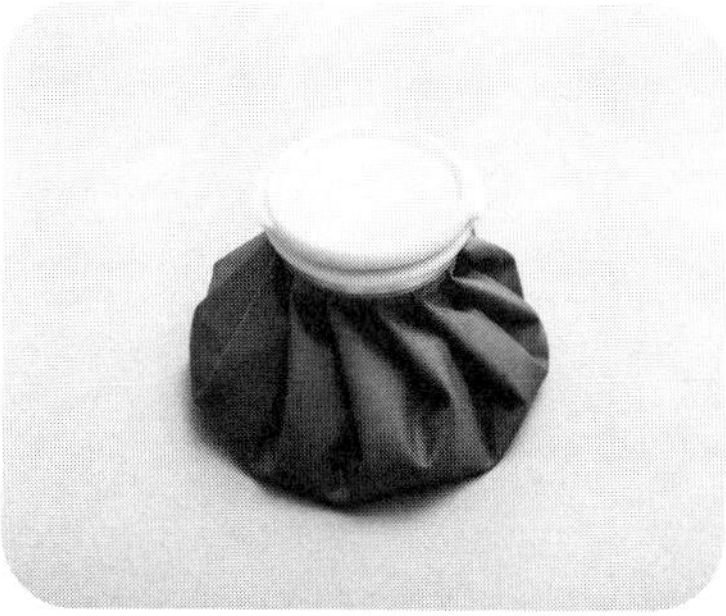

氷嚢の大きさはS～Lサイズなど各種あり、冷温両方で使用できる。

と思ってしまいがちですが、氷と水で０℃を作りだしたほうがいいのはこういった理由からです。冷凍庫から出したばかりの氷は温度が０℃以下になっているので凍傷の危険もあります。コールドスプレーやコールドパック、冷湿布もとても便利ですが、一番効果が高いのは氷水と知ったうえで使い分けましょう。

患部に氷嚢を15分から20分間当てます。押し当てることによって応急処置の３番目、Compression（圧迫）も兼ねることができます。こう言葉にすると、「ふ〜ん、15分〜20分ね」と思われるかもしれません。

しかし、実際にやってみるとわかるのですが、相当冷たく、時間も長く感じます。感覚がなくなってきます。熱感が消えるのは当然ですが、痛いという感覚もなくなります。

私も寒いのが苦手なのでアイシングをしてこなかったのですが、この効果には驚きでした。アイシングの重要性が身に染みてわかりました。

ただしアイシングは急性炎症の場合の対処法です。慢性のひざ痛、あるいは温めるほうが気持ちいいという場合は温めることを選択してください。私の場合、運動をしたあとにはアイシングをします。日常のお風呂やシャワーでは、動きにくくなっているひざを温め、その場で動かします。そしてじっくり関節の可動域を拡げていくのです。特にシャワーのお湯を当てながら動かすという動作は、ひざだけでなく、肩や首、背中や腰にもよく効くので、お風呂場は運動の場ともなっています。

なぜアイシングするのかを知る

アイシングの必要性の第一には、二次的被害の予防が挙げられます。損傷した細胞膜や毛細血管から流れ出た細胞液や血液が細胞内に溜まると、まわりの毛細血管を圧迫して血液の流れを邪魔してしまうのです。そうなると周囲の細胞組織に栄養や酸素が運ばれません。この状態が続くとそれらの細胞は死んでしまいます。

患部をアイシングすると局所的に働きがにぶるので、損傷したところから流れ出る細胞液や血液の量が減少します。そしてその個所は細胞の新陳代謝が低下するので、少ない酸素や栄養で細胞が活動できるようになるのです。二次的被害が起きるのを止めるためにも、腫れたり熱を持っていたり出血したりしている場合は、アイシングが有効なのです。

さらにアイシングは痛みを感じる神経をマヒさせ、脳への痛みの伝達を弱めることができます。

筋肉や関節を痛めると患部から脳に痛みが伝わります。そうすると脳は周辺組織に対して筋肉を硬直させるように命令を出します。これを**「筋スパズム」**といいますが、これが起こると痛みが増し、さらなる筋スパズムが引き起こされてしまうのです。「痛みが痛みを呼ぶ」とよくいいますが、それは実際にこのようにして起きているメカニズムなのです。

アイシングで早いうちに痛みを感じる神経をマヒさせておくと、脳への痛みの伝達が弱まり、筋スパズムを軽く済ませることができるのです。

最近では運動前にもアイシングが有効なことがわかってきています。

痛み、腫れがひどいときは過激な運動はストップ

日本語に「痛み」をあらわす言葉は１００通り以上あるそうです。ジンジン、ピリピリ、チクチク、ヒリヒリ、ズキズキ、メリメリ、ズーン、ジクジク、ガンガン、ピキッ、ズンズン……。

特に急性時の痛みや腫れがひどい場合は安静が一番。腫れや熱感がおさまり、動かせる状態になったら早めに動きだしましょう。筋肉が固まってしまうほうが良くないのです。30年前の軽い捻挫が今のひざ痛を引き起こしてるのかもしれません。

２～３日で治ったと思っていた捻挫で、実は靭帯を伸ばしていたことに気づかず、その後まわりの筋肉を強化しなかったせいで、歩行に影響を及ぼすようになり、ついにはひざや股関節が悪くなってしまったというような例は山のようにある

のです。

決して無理は禁物ですが、動かさないままでいると、筋肉は使い物にならなくなってしまいます。

「筋肉は使用されたときにのみ発達し、その筋力を維持できます。足の弱化の一要因は、これらの筋肉を発達させるための運動不足です」

これは、『筋：機能とテスト—姿勢と痛み—』（西村書店）の中に書かれている、ジョンズ・ホプキンス大学看護学部講師や米国陸軍軍医長官顧問などを歴任した著者、ケンダルの言葉です。

しかし、筋肉を鍛えるだけが痛みを克服するための正解ではありません。

どの筋肉を動かすのか？　それを意識するだけでも痛みが消えるのです。

ほんのちょっと視点を変えて体を動かしてみましょう。
ひざ痛を自分の力で克服するためには、自分の体のタイプを知っておくこと。
これがとても重要なことです。

今からどんどん考え方を変えていけばいいのです

ひざ痛に悩む方へ、私からのアドバイス

これまで、ひざ痛について次のように思っていた方々へのアドバイスをします。

●動かすとより痛みがひどくなると思って動かさなかった。

動かさないと筋肉はどんどん硬くなります。加齢が進むとどんどん悪化も進み、ひざの形も変形していきます。効果のある運動は痛みも生じにくいですから、正しい方向へ動かしていきましょう。

●家にこもって痛みが引くのをじっと待っていた。

どのように動いても痛いのですから、じっとしていることが多くなりますね。動

き始めが一番つらいので、まずはつま先を上げて足のバンダを行ない、体の後ろ側を目覚めさせてください。意外にそのあとは動きやすくなりますよ。「こうすれば痛くない」という感覚を実感してみてくださいね。

●患部を動かさないようにするためにサポーターをしていた。

サポーターやテーピングは不安定なひざを安定させてくれるので「今日は動かなければいけない」というときなどには有効です。しかし、目的はサポーターのない状態で動くことです。いつまでも着けている人をたまに見かけますが、不安がらず、サポーターなしで動ける体にしましょう。

●痛いから足を引きずるように歩いていた。

どうしてもそうなってしまう場合は仕方がないのですが、これを続けているとバランスがくずれ体のあちこちが凝ってしまったり、全身が疲れやすくなります。正しく「かかと」から「足の指」までを使って、蹴るように一歩一歩丁寧に歩いてみましょう。

●だらだらペタペタ歩いていた。

メリハリのない歩き方は体を疲れさせます。足裏のバネが使えないので足裏全体に床からの力がかかり、その衝撃が貧血を引き起こします（足裏や体に衝撃を受けることで赤血球が壊れてしまい、貧血発症の一因になることがあります）。扁平足の人には血行不良が多いので、だらだらペタペタ歩きにならないように気をつけましょう。鉄分の補給も忘れずに。

●ペタンコ靴ばかり履いてかえって痛くなった。

ヒールのある靴ばかりを履き続けてきた人は、ふくらはぎの筋肉（腓腹筋、ヒラメ筋）の短縮が生じる傾向があります。寝ているときに足首の甲が伸びきってしまう人がいますが、こういう方たちが「健康のため」と考えて急に平たい靴を履くと、かえって痛みを引き起こす場合があります。クッション性の高い運動靴を選び、なおかつふくらはぎの筋肉のストレッチとつま先を上げる力をつけましょう。

●お医者さんが治してくれるものだと思っていた。

整形外科などの病院に、足や脚の形、歩行や体のクセなども考慮したうえでのアドバイスを期待するのはなかなか難しいでしょう。個人に合った運動方法を教えてもらう時間などもなさそうです。鏡の前に立ったときやウインドウショッピングのときに、自分の姿勢や歩き方のクセを見てみましょう。老けて見えたら、実践に取りかかりましょう。

●ひざが痛いから、立ち上がるときに足の指をギュッと丸めて、地面をつかむように立っていた。足の指を曲げて踏ん張らなくてはと思っていた。

それが安全だと思いますよね。誰からも教わったことがないのですから。足の指を曲げると足裏のアーチが落ちるので、結果的に体の後ろ側に力が入りません。だからひざに重心が集中します。安全だと思ってやっていたのに、よりひざには厳しいことをしていたわけです。足の指は伸ばして立ちましょう。

●O脚やX脚なのに、ひざの伸展運動ばかりしていた。

ひざが過伸展しているのに、それ以上やると悪化します。O脚もX脚も太ももを外側に回す力に問題があるのです。蹴る力も含めて、適切な運動に切り替えましょう。蹴る力を鍛えましょう。

●ひざが痛いので、注意深く足元を見て歩いていた。

頭は重いのです。うつむいてしまうと体の後ろ側に力が入りません。それにひざに重心がかかるのでさらに痛くなります。思い切って首を起こしましょう。首を起こさないかぎり、お尻にも力が入りません。そのために足のバンダやかかとを引く動きをしましょう。

●ひざに溜まった水は、注射で抜くしかないと思っていた。

水はいずれ体に吸収されます。自分でしっかりアイシングをしましょう。氷水（０℃）で20～40分くらい、痛みの感覚がなくなるまで冷やしてください。

●炎症があるときに冷やすのは、病院で渡された湿布でいいと思っていた。

症状がひどいときは、湿布よりアイシングのほうが有効です。

●ストレッチと筋力をつけることの違いがわからなかった。

ストレッチをすることによって血管が伸び、血流も良くなることがわかっています。とても良いことなのですが、体が柔らかいだけで、筋力のない人が男女を問わずいます。加齢とともに筋力が落ちていくと、免疫力の低下にも関わってきます。呼吸の方法もストレッチと筋トレでは異なります。

●正しい方向に動かせといわれても、正しい方向がわからないからできない。

まず、筋骨格が正しい位置にあり、正しく動かせば痛みは出にくいものなのです。外反母趾やO脚、X脚といった不良肢位が出てくると、別の部位に無理がかかって痛みが出やすくなります。「正しい形にする」という意識を持つと、どの方向に動かせばよいかがわかりやすいと思います。

●どうせ齢《とし》だから、痛いのは当たり前だと思っていた。

レントゲン撮影をして、明らかに関節のすき間がなく変形性ひざ関節症なのに、痛まない人もいます。その方たちに共通なのは筋力があるということです。最近の研究では80〜90歳になっても筋力をアップできることが報告されています。

●やりたくない運動がある。

汗をかくのがイヤ。う～んと力を入れるのがイヤ。息を吐くのがイヤ。あれはやりたくない、これもやりたくない……といろんな方の声を聞いてきました。しかし、正直やったもの勝ちです。

今から1年後、5年後、10年後。やればやっただけ身体は変わるし、やらなければ生活の質（QOL）は上がりません。痛みから解放されるようにがんばりましょう。

痛みが長引くと「生活の質」が下がる

あなたは、ひざが痛くなるとどんな気分になりますか？

私自身の体験や患者さんから聞いた話では次のようなものがあります。

●このままずっと痛いままなのかと不安になる
●予定があるのに、当日までに治せるのかとあせる
●旅行しても行動が制限され、まわりに迷惑をかけているような気分になる
●やりたいスポーツができなくなって悲しい
●なんだか老けたような気持ちになる
●外に出る気にならない
●どこも痛いところのない人がうらやましい
●人に会う回数が減る
●立ち話をするのもつらいから、人とおしゃべりする回数が減る
●運動をしなければならないのに、できない自分に自己嫌悪感が増す
●ひざをかばっているうちに、腰も痛くなってくるのではないかと不安が増す
●人との会話の内容が、ひざや腰や肩といった体のことばかりになる
●病院に行っても、これで治るのかと疑問に思って不安になる

●気持ちがふさぐ
●顔の表情が険しくなってきた

痛みは苦痛です。我慢しているうちに冷や汗や脂汗が出てくることもあります。苦痛は不快です。不快な感覚は身体にストレスとして働き、蓄積されていきます。このような状態が続いていくと、生活の質自体も下がっていきます。

数カ月、数年とその痛みが長くなればなるほど、もやもやとした気分にさいなまれます。これはひざだけではなく、私自身も四十肩や五十肩のときに経験しました。

腰痛で悩んでいる人も、痛みではないですが、尿もれや尿失禁で悩まれている方も、このもやもやしたすっきりとしない気分が続いているのです。生活していく中で片時も忘れることができないほど、その「痛み」や「不快感」を感じている「心」がそこにあるのです。それを周囲の人にいえなかったり、いえたとしてもなかなか本当の意味でわかってもらえない、そのがっかり感が続くのです。こういった「心の闇」が、どんどん「痛み」に対して敏感に働いていくのでしょうか。

「痛み」についてはアイシングの項で少し触れましたが、最新の「痛み」の研究についても理解しておくと、案外楽に「痛み」から解放されるかもしれませんよ。

痛みの正体とは?

ひざ痛が起こる人の脚は変形しています。ということは、弱化している筋肉があるということです。その筋肉を使えるようになれば、痛みを感じにくいのではないか、というのが基本の考え方です。例えば扁平足の人は、足裏の筋肉が使えていないわけです。

だから**座るとき、立ち上がるとき、階段を下りるとき、上るとき、電車の中などゆらゆらするときに、あえて足裏からふくらはぎ、お尻といった体の後ろ側を使う**

ようにしてみると、ひざの痛みを感じなくなります。

動きをひざまわりの筋肉だけでがんばるのではなく、その周囲の休憩していた筋肉も働かせてみんなで仕事を分担しようよ、という考え方です。

ひざを助ける筋肉を育てると痛みは軽減し、腫れも引き、溜まった水も体内に吸収されていくわけですが、ところで「痛みの正体」とはいったい何なのでしょう。

最近の研究では、「痛みは脳で作られている」といわれています。

ということは、うまくやれば脳をだますことも可能なのです。

体の痛みに悩んでいた人がペットを飼ったら痛みが消えた、足がつったときなどに別の部位をつねるとおさまった、スポーツの試合が始まると痛みを感じない、試合中に骨折していても気がつかない、など挙げたらキリがないほど脳はだまされるのです。

意識を変えるだけで痛みが消える不思議

「痛み」とは不思議なものです。患者さんにストレッチや筋トレの指導をするときなどによくあることなのですが、体の硬い人は座って脚を拡げると、太もも内側を痛がります。ところが意識を太ももの外側やお尻に向け、脚を拡げてもらうとどうでしょう。太ももの内側を拡げようとするのではなく、太ももの外側を縮めようと意識するだけで痛みを感じないのです。皆さん、本当に驚きます。意識を向けることによって、その部位の筋肉を使うことが可能になるのです。

見た目で同じ動きをしていても筋肉の使い方は人によって異なるので、少しアドバイスするだけで「痛み」を回避することもできます。

では、「痛み」の正体とは何なのでしょう。

「痛み」という言葉は、一般的によく使われていますが、その実体はまだよくわかっていないようです。さらにその仕組みとなると、ごく一部しか解明されていませ

ん。身体に炎症や血の巡りの悪い部分（虚血）があると痛みを感じます。糖尿病や痛風などは、食べたもののカロリーをエネルギーに変えるプロセス（これを代謝といいます）が上手くいっていない病気です。こういった病気があるときにも痛みが出ます。

蹴つまずいて足の小指を打ったりしたときなどには、悶絶するほどの激痛が起きます。ところが四肢を失う大ケガをしても痛みを感じない場合もあります。

事故で腕の神経を損傷したのに手を握りしめている感覚があったり（幻肢覚）、腕を失っているのに手のひらが痛いと感じたりする（幻肢痛）こともあります。不思議です。

針が指に刺さると、その刺激で侵害受容器（刺激を電気信号に変える変換器）が活性化し、脊髄と脳へ信号を送ります。でもそれだけではまだ痛みはなく、そこから複雑な過程を経て感じる痛みの度合いが決まります。針で刺した痛みは指で起きているわけではなく、痛みとして認識するのは……脳なのです。

痛みを感じるメカニズムにもいろいろあり、神経生理学的メカニズムと神経生化学的メカニズム、病理学的メカニズム、心理学的メカニズムなどがあるそうですが、**急性痛と慢性痛では感じるメカニズムが異なる**ことは知っておいてもいいと思います。

持続的な痛みがある人が変えたいのは「感情」「心」

痛みの感覚には2種類あります。切り傷による痛みのメカニズムで見ていくと、その違いがわかります。切り傷を負うと機械的に直接刺激されて、まず脳が「痛い」と感じます。次に、ひりひりとした痛みや鈍い痛みが続いてやってきます。これは皮膚の損傷部位や血液などからやってきた**「痛み物質」**が作用するからなのですが、持続的な痛み、慢性的な痛みの大部分はこの後者の痛みだそうです。

慢性的な痛みといっても、病気の種類によって伝える神経は異なるのですが、この刺激によって筋肉の収縮＝反射も起こるのです。痛みの刺激によって足を引っ込めるのは、この反射です。

動くたび、「うっ」「うっ」と痛みを感じているうちに、体が身構えて硬くなっていくように感じるのは、こういうメカニズムが存在するからなのです。

持続的な痛みがある人の脳は構造が変質しています。そのひとつは、脳にある**視床**《ししょう》という部分が末梢神経から大脳皮質へ感覚を中継するのですが、慢性痛の患者の場合、うまく機能していないこともわかってきています。

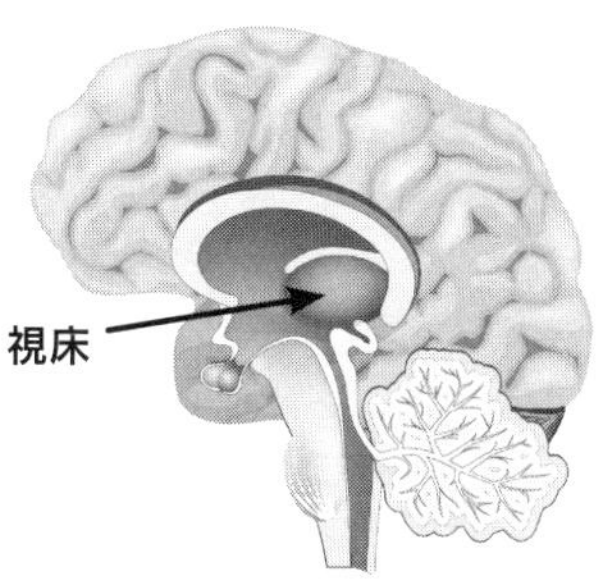

慢性痛がある人の脳は視床がうまく機能していない。

もうひとつは「感情」を調整する内側前頭前皮質という部位が、感覚を鈍らせる機能を失い、痛みが増幅されてしまっているらしいのです。ということは、**痛みを予感し、想像すればするほど、感じる痛みも強くなってしまうのです。**

これでは悪循環です。痛みにより増幅された「感情」が、さらに痛みを増幅させるという思っても見ないこの悪循環がつらい慢性痛の原因かもしれないのです。

「痛み」と「心」は密接につながっているといっていいのでしょう。224ページで述べた、「意識を向ける場所を変えるだけで、痛みがなくなるメカニズム」とも深くつながっているのではないかと思います。このことはまだ解明できていませんが、大いに活用すべきでしょう。鎮痛薬が効くのは痛み全体の3割程度といわれています。心や意識を操るだけで苦痛を緩和できることを知っていれば、自分で治す自信も湧いてきますね。

空腹時には痛みを感じない

米国ペンシルバニア大学のアンバー・アルハデフ氏らによると、**「空腹時であれば、ケガや炎症などによる慢性的な痛みを感じない」**ことが、マウスの実験でわかったそうです。

◎空腹のマウスは、定期的に食事を与えられているマウスと比較して、慢性疾患やケガによって感じる炎症痛をほとんど感じない。
◎しかし、熱を加えたり、力を加えたりする直接的な痛みには反応する。

生きるためには食べ物を探さなければなりません。生きるために食べ物を探すときには、炎症痛を克服するメカニズムを生き物は持っているのです。痛みにはいろいろな種類があるにもかかわらず、炎症痛のみを抑えることができるなんて、やはり生きようとすることは素晴らしいことですね。

「痛い」なんていってられない状況に追い込まれると、生き物は痛みを感じないのです。現代は飽食の時代です。痛みがある方、もしかして食べすぎていませんか？

痛みを忘れさせてくれるホルモン

私はひざが痛くて腫れているときも、テニスに行くことがあります。あまりお勧めできることではありませんが、最悪の状態ではなく、動かすほうが圧倒的に血流が良くなるなと決断した場合は迷わず行きます。

ただし、運動の項目で書いているように、体の後ろ側を使ってひざに負担がかからないことを第一として、自分の弱い部位をしっかり鍛えられる動きを心がけています。

とはいえ、数分もするとすっかり痛みを忘れます。それは次のようなホルモンが出てくるからです。**アドレナリンとテストステロン**です。

●アドレナリンとは

副腎髄質が出すホルモン。交感神経を刺激する。神経伝達物質でもある。別名「闘争か逃走のホルモン」。動物が敵から身を守る状態に相当するような感覚を、全身の器官にもたらすもの。いわゆる「火事場の馬鹿力」の原動力。

●テストステロンとは

男性ホルモンの一種だが、少量ながら女性にもある。チャレンジ、競争、狩猟、冒険心、旅、社会性などの気持ちを高める作用がある。テストステロンが減ると筋肉も減って脂肪が増える。テストステロンを増やすためには炭水化物が必須。胸を張って肩甲骨を寄せると、テストステロン値が上がるともいわれる。

私は決して闘争的な性格ではないのですが、テニスのときはボールに集中しているからでしょうか、まったく痛みを感じなくなります。というか、忘れます。テニスのあと、当然のように痛みは戻るのですが、**体自体の血行が良くなっているので、運動前に比べて動きやすくなっています。**事後のアイシングも欠かせません。

皆さんも、なんでも結構ですので、お好きなスポーツや趣味に打ち込んでみてください。アドレナリンとテストステロンが、きっとつらいひざの痛みを忘れさせてくれると思います。

新書版あとがき

私は小さい頃から脚が太いことに悩んでいました。勉強をがんばっても、ピアノをがんばっても、運動をがんばっても、頭にあるのは自分の「太い脚」のことばかりでした。

「どうして自分は人と違うのだろう？」と考え、幼稚園の頃からず〜っと50年以上にわたって男女問わず、他人様の脚を見続けてきたのです。やがて太さだけだった脚の悩みが、「O脚への悩み」に変わっていきました。なぜ脚が曲がるんだろう？

O脚を隠すために、おのずと服装もかぎられます。上半身と下半身のバランスがあまりにも悪いので、Gパン（今はジーンズと呼びますね）は憧れでした。そうこうするうちに、他人の脚を見ただけで上半身の形体がわかるようにもなり、ある種の能力かもしれないと気づいたものの、次に襲ってきたのは、扁平足、外反母趾、モートン病です。

ヒールのある靴を長時間履いたときの指先や足全体に起こる痛みは、筆舌に尽くしがたいものでした。

治療家になってからも「足・脚」の研究を続けるうちに、「なるほど～そういうわけか、体はそういう仕組みなんだ」とわかってきたときには、もう50歳を過ぎていて、冠婚葬祭があるたびに履く靴で悩んでいました。ヒールのある靴から遠ざかっていると、服装がかぎられてしまいます。

足裏のアーチがないということは……とさらに研究を進め、そこで生まれたのが耐震マット（耐震ジェル）を使ってハイヒールを楽に履くという技です。ありがたいことに、当時オンエアされていたNHKのテレビ番組『ためしてガッテン』で取り上げられ、「無痛ハイヒール」と名づけていただいたのでした。

もう何度、私以外の人のSNSでこの「耐震マットでハイヒール」がバズっているのを見たことでしょう！　生みの親である私も、それぐらい需要があるのだと感じています。

せっかくの機会なので耐震マットでハイヒールを楽に履く方法をご紹介します。コツは本書の内容にも合致するのですが、やはり「かかと」を理解することにあります。単に「かかとに耐震マットを貼るんだ」と思われるかもしれませんが、そうではありません。ずれないように少しくっつけて引っかける感覚です。

本書の【基本3】で「かかとを引き込む力を作る！」がありましたね。かかとをグラグラさせずにしっかり後ろに引き込む力は体の後ろ側から作られていることを解説しました。【基本1】で書いた足裏にアーチを作る力がない脚でハイヒールを履いたら、つま先への負担は大きくなります。

先日、音楽ユニットのPerfume（パフューム）のメンバーが「なぜハイヒールで踊れるのですか?」という質問に対して「うちら、かかとは信用してないもんね」と答えていらっしゃいました。鍛えられた脚の場合、つま先だけを使っていても脚の後ろ側が働いています。この違いを理解すると、なぜ彼女たちの太ももも前部が太くならないのかがわかると思います。

ハイヒールには靴底に傾斜があります。ハイヒールはつま先で歩くのではなく、本来、伸びた足の指とかかとで傾斜のある靴底をつかんで歩くという難易度の高い履物なのです。よくテレビの健康番組で少しお齢《とし》を召した女優さんが、

「もう一度ハイヒールを履いて歩けるようになりたいのよ〜」

といって、下半身や脚・足の筋肉を強化し、履けるようになるというのはまさしくトレーニングの賜物なのです。


足裏の筋肉がなく、ヒールを履くといつも足の指先が筆舌に尽くしがたい状態になる私でした。足がずり落ちさえしなければ……と考えていたときのことです。ふと目の前のテレビの下に貼ってある耐震マットに目が行ったのです。かかとの動きを止めるのではなく、何かで引っかけて止まっていられるように、これを貼ってみてはどうだろうと。

足裏の筋肉の硬い人は土踏まずに何かがあると痛みます。ですから、かかとから

土踏まずに移行するあたりに貼るのがいいでしょう。よろしければ私のホームページ（https://kikoukairo.com/）やYouTube（きこうカイロ施術院）にわかりやすく説明してありますので、どうぞご覧ください。

安心して高いヒールの靴が履ける！　それはとても嬉しいことでした。しかし、根本的な脚・足の問題を放置していると、加齢とともに脚は悪化します。そう「ひざ痛」です。

私はもともと股関節に問題を抱えて生まれているのでケアが必要なのに、適当にやり過ごしていたのです。だからひざに痛みが起こったこの際に、自分が今まで抱えていた体の形の違いへの疑問や、加齢とともに起きる変化を調べつくす取り組みを始めました。世の中にあふれる「良い」といわれる運動の効果がないのはなぜなのか、どうしてこの運動をするのか、といったことも含めて。足の指の使い方なんて今まで習ったことがありませんから、何が正しいのかということも徹底的に調べました。

そうして取り組んでいるうちに、かなりの重症まで進んでいたひざ痛が治ったのです。

脚を美しくしたい人にも、今現在ひざが痛い人にも、まだ何も問題が起こっていない若い人にも、障害が起きないためにはどうしておくべきかを、医者ではない治療家の意見として知ってもらえたらと思って、前作の『どこに行っても治らなかったひざ痛を10日で治す私の方法』を執筆しました。


それから3年が経ち、新書での加筆のお話をいただいたときに、実は大きな経験をしていたのです。

私自身も還暦を超え、人間の老化は34歳と60歳と78歳の3段階があり、血漿タンパク質の構造に変化が起きるということを知りました。信じられないほど体が硬くなるのが早いのです。それを自身の体で感じていたら、久しぶりに本格的なひざ痛を起こしました。前回までと同じく左ひざですが、今回は腸脛靭帯炎というひざの外側の痛みです。痛み、腫れ、熱を持つ、水が溜まる、正座ができない……から始まりました。

「よしっ！　どうやって治そうかな？」。詳しい経過はホームページに書きましたが、目途が見えたのは10日ほど経った頃です。2週間後にはテニスのあとも腫れませんでした。やはり正しく動かしていくと痛みは消えるのです。もし動かし方や鍛え方を知らなければ、ずっと痛いままなのだろうなと深く感じ入りました。

ところが今度は反対側の股関節に痛みが来ました。もともと股関節を悪くして生まれているのでいつかは来るかとは思っていたものの、今までに感じたものとは比較にならないほどの違和感や痛みを股関節に感じたのです。きっかけは左ひざの痛みから姿勢のバランスが悪くなっていたせいとやはり年齢です。まず自分の体の動かし方の癖をもう一度知ること。それを念頭に置いて弱化している筋肉を改めて動かすようにするとやはり痛みは消えるではありませんか。何もしなければ、痛みは何年も何十年もずっと続くのだと思います。痛いからといって動かないのではなく、自分の弱化した筋肉を知ってあえて動いて治していく。自信をもってこの治し方を再確認したときに新書化のお話が来たのです。

変形性ひざ関節症を発症している人は自覚がなかったり、多少の痛みや違和感があっても気にしていない人も含めると「50歳以上の2人に1人」という割合になるそうです。これは「がん」や「糖尿病」よりも多いのです。軽症から重症までレベルはさまざまで老化の一種でもあるのですが、何もせずに治ることはありません。大阪大学の研究によればひざの痛みがある人は「認知症リスクが1・7倍以上」になることがわかっています。とても恐ろしいことですよね。ひざ痛のために動きたくなくなってしまうのが原因です。

体を動かすだけで脳の神経を成長させるタンパク質が分泌されます。さらに積極的な運動をして体を動かせば血流が活発になり、脳での血流量も増加します。すると脳に酸素や栄養素が行き届くようになるので認知症の予防になるというわけなのです。「ひざ痛になったから」「股関節痛になったから」といって動かないでいると、将来的には「痛み」だけの問題ではなくなってくるのです。

今は平均寿命が延びて「人生100年時代」といわれています。人生の最後の最後までなるべく若い人たちの手を煩わせずに生活できるようにすることも年配者の責任ではないかと思うのです。

体を起こして動かすことができる筋力を寿命が増えたぶんは自分で保たなければなりません。こればっかりは誰かにやってもらうわけにはいかないのです。自分の脳が衰えるということはなかなか自覚できるものではないと思いますが、「手足の力がなくなってきたな」「速く歩けないな」と気づいたのならまだ大丈夫です。そこから始めればいいだけです。できないままにしておかないことですね。

「痛い痛い」と口に出すと、一瞬その痛みから逃れられるのですが、聞いている家族はやはりつらいものです。その痛みの期間が長ければ長いほど家族も辟易してしまい、疲れていきます。一方で本人の「痛いのに私はこんなにがんばってる……ちょっとはわかってほしい……」という気持ちもよくわかります。

ある方は呪文のように「イタイ・キツイ・ツライ」と10年以上いっていたそうですが、来院から10日後には、手すりにつかまらずリズミカルに階段の上り下りができるようになり、脚のラインも整ってきた気がしますといってくださいました。

ひどい痛みで寝返りのたびに目が覚めていたのが、朝までぐっすり眠れるようになったとのことで、家族からも「痛いといわなくなったね」と驚かれたそうです。

また、現在80歳のAさんはもう今はひざが痛くないといってくださいます。「90歳まで働くのだ！」との意気込みで、来られたときよりも言動がシャキッとされています。「まだまだ改善できる。そのための最大のコツは日常の動きに取り入れることを忘れないこと」と、明るく元気いっぱいです。

「ひざ痛は治る」という自信を持つことにより、「もう痛みが怖くない」とたくさんの方にいっていただいています。

体の形に表れているものを見過ごさず、自分の体の特徴や動かし方を客観的に見ることから痛みを引き起こしている原因を探ることができれば、一生ものの体作りができると思います。骨盤の向き、O脚、X脚、ひざ過伸展、足の回内、歩行の仕方といったところを一度チェックしてみてはいかがでしょうか。

「痛みをなくす」ことをモチベーションに持っている人のほうが体作りにも真剣に取り組んでいます。「何をしてもダメだった」とあきらめる前に本気で、自分の筋肉の力で治してみましょう。私も独自に研究してきたことをできるだけたくさんの人に知っていただけるようにSNSなどで発信し、後継者を育てていきたいと思っています。

最後に、新書版においても私のひざ痛への熱すぎるほどの想いをワニ・プラス編集部の宮﨑洋一さんにわかりやすく編集していただきました。心より感謝申し上げます。

２０２２年10月

高田祐希

病院では教えてくれない
「ひざ痛」が消える体の使い方
来院患者を１００％治したメソッドとは

著者　高田祐希

２０２３年１月５日　初版発行
２０２３年２月５日　２版発行

高田祐希（たかだ・ゆき）
東京・二子玉川にある「きこうカイロ施術院」院長。カイロプラクター・医学気功師。人間の体を常に西洋医学と東洋医学の両面から考えている。ＮＨＫ『ためしてガッテン』に、考案した裏技「耐震マットを使って楽にハイヒールを履く方法」が取り上げられたことで話題に。自身の脚に対する劣等感から幼少より他人の脚を観察し続けた結果、足・脚の形の違いから動かし方や体形がわかるだけでなく、加齢につれての変化も分類できるようになった。指導法には筋トレ・ストレッチだけでなく、ヨガやヒップホップダンスなども取り入れており、「体は自分で作れる」ことを提唱している。
きこうカイロ施術院ホームページ
https://kikoukairo.com/

発行者　佐藤俊彦
発行所　株式会社ワニ・プラス
〒１５０－８４８２
東京都渋谷区恵比寿４－４－９　えびす大黒ビル７Ｆ
電話　０３－５４４９－２１７１（編集）
発売元　株式会社ワニブックス
〒１５０－８４８２
東京都渋谷区恵比寿４－４－９　えびす大黒ビル
電話　０３－５４４９－２７１１（代表）
装丁　橘田浩志（アティック）
柏原宗績
イラスト　岡本典子
撮影　門馬央典
印刷・製本所　大日本印刷株式会社

ISBN 978-4-8470-6201-8
ワニブックスＨＰ　https://www.wani.co.jp